Шанти Натхини

(М. В. Николаева)

Женственность по-восточному

Женские даосские практики
Методическое пособие
Культура сублимации

Предыдущие издания:

«Женские даосские практики: Период подготовки»
«Вектор» (Санкт-Петербург, 2006)

«Культура сублимации: Опыты самодостаточности»:
«ЛитРес» (Москва, 2009)

«Иньские даосские практики: Методическое пособие»
'BukuBali' (Индонезия, 2012)

ISBN-13: 978-1546488958
ISBN-10: 1546488952

Шанти Натхини

(М. В. Николаева)

Женственность по-восточному

Женские даосские практики
Методическое пособие
Культура сублимации

CreateSpace
2017

Женственность по-восточному

Женские даосские практики
Методическое пособие
Культура сублимации

Женские даосские практики

Период подготовки

Здесь приводится описание даосских практик с учетом специфики особого женского пути развития, не предполагающего ухода от социальной активности. Приводятся объяснения особенностей женской природы, укрепив которую можно не только обрести подлинную женственность, но и создать прочную основу для усиления янской энергии, которая даст возможность уверенно и успешно действовать в современном мире, построенном по законам мужских энергий. Простота данных техник позволит женщине самостоятельно приступить к улучшению своего состояния, при этом открыв реальные перспективы для перехода к серьезной даосской практике. Текст адресован женщинам, но будет полезен и мужчинам для понимания особенностей женской энергетической структуры и для укрепления собственной иньской энергии, или необходимой им стабильности.

*Автор выражает благодарности ЧОМу –
создателю центра исследования древних культур
ИНБИ и автору многих книг по даосским практикам –
за просмотр рукописи и разрешение на издание.*

(Москва, 2004),

*а также врачу Андрею Евгеньевичу Вахрушеву
за вычитывание текста с позиций западной медицины
при подготовке второго издания*

(Петербург, 2014).

Предисловие к переизданию

Вы держите в руках книгу, которая может стать открытием. Или закрытием.

Понятие «женские практики» стало очень популярным в последнее время. Однако, что скрывается под этими словами, до сих пор никто внятно объяснить не может. Многие спрашивают: «о чём это?», «это йога?», «они помогут мне выйти замуж?», «это излечивает фибромиому?» и так далее. Для кого-то это «сектантство», для кого-то кружок по интересам. Так или иначе, в современном обществе нет понятия женского образования, а главное, нет понимания того, что оно необходимо для жизни.

Я много лет обучаю женщин различным техникам работы с телом и энергией, и могу с уверенностью сказать, что для подавляющего большинства прекрасных дам нет никакой разницы – даосская, ведическая, латиноамериканская или какая-то другая практика преподаётся им на занятиях. И это нормально в наше время. Потому, что в том пространстве и времени, в котором мы сейчас живём, женщине важнее открыть, взрастить, удержать в себе свою истинную природу. А ведь некоторые о ней только догадываются. И приходится создавать условия для понимания себя, своей силы, возобновлять связь с родом, со своей женственностью, обучать правильно стоять, говорить, дышать, общаться с мужчиной, и важнее всего, опираться на себя, на ядро своей женственности. Это нулевой уровень, с него может начинаться рост. Но даже до такого уровня нужно дойти. Большое заблуждение думать, что восстанавливаться и развиваться можно мысленно, минуя тело. Это невозможно даже по той причине, что сознание у женщины накрепко связано с телом. И даже можно сказать, что тело женщины представляет её сознание. Поэтому естественное желание себя украшать, наряжать, получать телесные удовольствия, это как раз отражение работы сознания.

Даосские женские практики - часть древнейшей даосской медицины - знания, собранные и отработанные в течение тысячелетий женщинами-даосами, на сегодняшний день являются самыми полными, детально описанными и выстроенными в Метод. Такого количества техник, доведённых до совершенства, нигде больше не сохранилось. Эти знания универсальны для всех женщин и касаются проявлений всех сфер их жизни.

Данная книга вводит в мир даосских женских практик через взгляд со стороны и одновременно изнутри себя. Шанти Натхини - женщина, не просто пережившая опыт нахождения в разных техниках, а практик, для которого углубление процесса это постоянная величина. Шанти - автор и исследователь самых разных практик, в каждой из которых, она имеет посвящение либо ведущего наставника. Поэтому её взгляд на описываемые здесь техники и понятия, не замутнён эмоциональными всплесками и категоричностью, какая бывает у новых или фанатичных адептов того или иного направления.

Это книга – ключ к пониманию себя через понимание своего тела, своих циклов, своих внутренних усилий. Если хотите, это азбука для женщины, которая решилась на шаг вперёд, к себе, к Женщине. Доступность изложения здесь - возможность больше послушать себя, побыть в тишине и делать, делать, делать. Книга не ставит жёстких границ, она как вода, питает, наполняет, очищает и оживляет того, кто этого в действительности хочет. Я бы рекомендовал книгу «Женские даосские практики» и мужчинам. Ведь знание о женщине придаст им сил и уверенности в создании нового мира, где гармония основана на уважении жизни как таковой.

Желаю всем читательницам не останавливаться. Двигайтесь, что бы не происходило. Кружите этот Мир!

Андрусь Палаучэня
Основатель и руководитель Школы Летающих Женщин
Санкт-Петербург, 2014

Рекомендация инструктора

Мое знакомство с книгой "Женские даосские практики" произошло более 3-х лет назад. Прекрасно осознавая, что жизнь в современном мире построена на "мужских" принципах, я искала источники, которые смогли бы приоткрыть для меня путь в женский мир, дать четкую навигацию в мире женских практик и помочь с осознанием и принятием своей природы. Таким источником стала для меня эта книга. Она и по сей день остается для меня настольной книгой, где я нахожу ответы на все новые и новые вопросы. Легкость и простота изложения сложного материала вдохновляет на освоение новых практик. Благодаря доступному языку книга легко воспринимается даже новичками, кто только начинает свой путь раскрытия женственности. Как преподаватель, я всегда советую эту книгу всем женщинам без исключения как "азбуку" и основу женских практик.

Не смотря на то, что даосские практики считаются очень древними, Шанти Натхини удалось отразить их актуальность в современном мире, где женщина каждый день сталкивается с проблемами "мужского мира", теряя естественный ритм своего существования. Очень важно, что в книге описаны, казалось бы, само собой разумеющиеся вещи - а именно - что для женщины является естественным. И это знание становится открытием для современной женщины, она заново учиться быть естественной и жить согласно своей природе.

Выражаю искреннюю благодарность автору за чудесную книгу и возможность использовать и передавать эти знания на благо всех живых существ.

Евгения Малиновская
Преподаватель Школы Летающих Женщин
Ведущая даосских женских практик, арт-терапевт,
Санкт-Петербург, 2014

Введение.
Полет или падение

«Бессмертные Сестры появлялись и при дворе императоров, и в простых селениях. При их участии происходили удивительные вещи... Вообще, очень часто Бессмертные Сестры, избегая нежелательных контактов, просто улетали... Для женщины, столь земного существа, проводника и хранительницы энергии Земли, это поистине показатель реальной трансформации, когда она поднимается над землей». (ЧОМ)

«Феминизм — это мутированное, измененное сознание, которое под влиянием ритма развития социума меняет качество женщин на количество. Женщин выбрасывают из самолета, не обучив при этом пользоваться парашютом, вот они и пошли в саперы. Летать-то хочется!... Женщина должна научиться уважать в себе женщину, а уж затем думать, как этой женщине в социуме жить». (Бен Челеро)

Вопрос о способности «летать» поставлен здесь далеко не риторически. Конечно, изначально даосские практики для женщин создавались совсем в других условиях, а главное – с совершенно иными целями. В древности при естественной жизни вполне счастливая женщина устремлялась к преображению вплоть до достижения «бессмертия». При нынешнем искусственном развитии женщине зачастую трудно даже понять, как она устроена и зачем нужно перестраиваться.

Эта книга позволит вам заложить простейшую основу для положительного восприятия самой себя, чтобы слиться всем телом с замыслом «полета». В большинстве случаев принципиально «проблемная» современная женщина желает восстановить равновесие. Однако поначалу ей доступно лишь одно – сделать целью саму практику, вовлекающую в непрерывное преображение. Восприняв саму идею подготовки к преображению, вы постепенно сможете прояснять и смысл практики.

Практика – дело непростое, поэтому здесь мы ограничимся лишь этапом подготовки. Простейшие техники позволят вам восстановить женские качества, обрести уверенность, сохранить глубокий внутренний покой. Надо заметить, что такой период выделяется в самой даосской традиции, а потому он вполне приемлем для начала. И коль скоро отращивать «крылья» лучше в спокойной обстановке, стоит научиться пользоваться «парашютом».

Сразу обозначим приоритеты. Возможно, вам известны книги Мантэка и Мэниван Чиа по совершенствованию женской энергии, однако здесь речь пойдет о другом направлении. Мы будем руководствоваться подходом к практике, который изложен в книгах Даосской Академии ИНБИ и преподается на проводимых в центре занятиях. Эти книги написаны довольно сложно для восприятия, а занятия предполагают предельно серьезное отношение к своему развитию.

В итоге, обращение к самим «первоисточникам» для большинства безумно занятых женщин почти нереально. Тем не менее, именно им могли бы помочь в сохранении гармонии базовые техники, позволяющие как бы заново «собрать» тело, энергию и сознание воедино. Состояние целостности позволит впредь не терять себя в любых обстоятельствах. Наметив для себя простейшие формы выражения женственности, после можно решать, как и зачем менять их очертания.

Часть 1.
Проблемы обычной женщины

Жизнь по законам «мужского мира»

«Я радуюсь многому… Природа рождает тьму существ, самое же ценное из них – человек. И мне удалось стать человеком. Такова первая радость. Мужчины и женщины отличаются друг от друга, мужчин уважают, женщин презирают, поэтому мужчина ценится выше. И мне удалось родиться мужчиной. Такова вторая радость…» – «Прекрасно! – сказал Конфуций. – Как умеете вы утешать самого себя!» («Ле-цзы»)

В даосизме принято считать, что женщина представляет собой воплощение *инь* (покоя) в окружении *ян* (движения). Собственно, в этом и состоит проблема: мир находится в движении, и женщина вместо пребывания в покое вынуждена двигаться. Более того, ей приходится относиться к такому положению вещей положительно. Хотя любая женщина имеет больше энергии *инь*, каждая женщина обладает уникальным соотношением энергий *инь* и *ян*. Все женщины различаются по степени основательности (*инь*) и наполненности (*ян*). Это выражается в соотношении постоянства и силы, или психической устойчивости и творческого потенциала.

Наполнение активной янской энергией стало совершенно необходимым, и современной женщине полный покой кажется уже невозможным и даже нежеланным. В любом случае она оказывается в потоке внешних воздействий, которые просто заставляют ее действовать. Но, вступая в противоречие со своей подлинной природой, чаще всего она действует беспорядочно. Конечно, иная женщина наделена янской энергией в достаточной мере, чтобы пытаться действовать самостоятельно. Однако тогда в силу вступает второе отличие – иррациональное мышление, лишающее ее поступки всякой логики.

Многое зависит от позиции самой женщины, а вернее, от способности воплотить ее в жизнь. Для нормальной жизни женщине нужно не столько взращивать *ян*, сколько упорядочивать и укреплять *инь*. Названные два отличия женщины от мужчины (по типу энергии и форме мышления) задают все остальные различия между ними. Мы рассмотрим их по отдельности, не забывая о том, что это разделение искусственно.

Шаг за шагом мы постараемся объяснить проблемы тела, энергии и сознания. Однако даже подготовка к практике требует внимания сразу ко всем трем составляющим. Вот почему такой послойный разбор будет «подготовкой к подготовке». Сначала мы лишь постепенно наблюдаем за происходящим, не пытаясь в него вмешиваться. Ведь прежде чем исправлять какую-то часть, нужно понять, каким должно быть целое.

Тело: уставшие ноги, больная голова…

«Многие женщины пытаются вылечиться любовью… Первое, с чего надо начать – это вылечить свое больное тело, расслабить дыхание. Дыхание должно наполнить все тело от стоп до макушки. Сердцу надо вспомнить тело. Должно быть не знание, что это вы, а ощущение того, что это вы. Пока наше тело больное, наша любовь также больна…» (ЧОМ)

К проблемам тела относятся три состояния, вызывающие у нас чувство неудовлетворенности: *болезнь, усталость, неуправляемость* тела. Если первые два понятны сразу, то третье нуждается в пояснении. Речь идет о плохом владении своим телом, которое буквально «живет своей жизнью». Порой оно начинает выступать едва ли не самостоятельной личностью, с которой нам приходится бесконечно пытаться о чем-то договориться.

Дело не столько в недостаточной гибкости или силе, которые оставляют желать лучшего, ведь в городских условиях жизни это малозаметно. Дело в том, что «ноги не идут», «голова не соображает», «сердцу не прикажешь», а желудок вечно «кушать просит». Все это далеко не всегда шедевры интуиции, а чаще всего просто неумение управлять своим телом. Сразу отметим, что мы не будем касаться здесь чрезмерной обеспокоенности своей внешностью. Но мы еще вернемся к ней, когда речь зайдет о красоте.

Избавление от неумения управлять собственным телом происходит в период подготовки к практике. Всякой «социально активной» и «смертельно уставшей» женщине нужно восстанавливать свои силы. На физическом уровне это вопросы правильного питания и достаточного количества сна, которые решаются индивидуально. К поддержанию комфортного состояния также относятся гигиенические процедуры, начиная с обычного душа. Как известно, вода не только смывает грязь, но и устраняет временные энергетические нарушения, а в качестве массажа налаживает кровоток.

Общие рекомендации относительно питания и сна действительно носят самый общий характер.

- *Питание* зависит от личных характеристик и образа жизни. В целом, чем сложнее распорядок жизни и больше повседневной работы, тем «чище» должно быть питание (без хлеба, картошки и мяса). Любые системы питания вообще не рекомендуются. Нужно учиться чувствовать энергию пищи и ее приемлемость в данный момент. Восприимчивость развивается по мере практики, причем меняется сама потребность в качестве и количестве пищи. Так, при регулярных занятиях количество пищи сокращается вдвое по сравнению с обычным. Важно прекращать прием пищи за два часа до практики, чтобы не создавалось нежелательное напряжение.

- *Сон* нужен для перераспределения энергии в теле и ее подготовки к нормальной циркуляции, вот почему нехватку сна можно возместить только сном. Условные нормы находятся в рамках между 5 и 10 часами, а для женщины в среднем бывает достаточно 7 часов сна.

Но самое наболевшее – это поражающие нас недуги. Рассматривая отличия мужского и женского тела, нужно сразу отметить, что они касаются далеко не только половых органов и так называемых «вторичных половых признаков». Тело отражает строение энергетической структуры. Даже такие, казалось бы, «общие» для мужчин и женщин части тела, как сердце и прочие внутренние органы, сухожилия и кости, находятся в женском теле в иных соотношениях друг с другом.

Чрезвычайно важно, что одни и те же органы в мужском и женском теле имеют разные качества и по-разному работают. Например, сердце для женщин – обитель духа (*шэнь*), тогда как у мужчин дух пребывает в «дворце мозга» (*ниван-гун*). А значит, заболевания сердца у мужчин и женщин вызваны разными проблемами бытия. То же самое касается и любой другой болезни. Давайте остановимся на важнейших органах и связях между ними подробнее.

Прежде всего посмотрим на тело в целом и на наше отношение к нему. Тело человека – форма, наполненная энергиями *инь* и *ян*, которые управляют нами изнутри. В идеале они должны находиться в полном равновесии. При избытке *ян* возникают болезни «жара» (воспаления), а при избытке *инь* – болезни «холода» (уплотнения). В китайской медицине принято говорить о синдромах «пустоты» и «полноты», то есть недостатке и избытке каждого из видов энергий.

Пребывая в равновесии, можно сознательно направлять потоки энергии. В полностью расслабленном теле ничто не оказывает сопротивления, но для этого сначала нужно научиться чувствовать тело «насквозь». Первая задача – «слушать тело», определять: что, где и в каком состоянии находится, улавливая ход процессов в отдельных органах и связи между ними. Подобные связи западным людям кажутся странными, но это вопрос опыта.

Очевидно, что тело женщины нередко страдает от присущего ему «перекоса» в сторону *инь*. Поскольку энергетические потоки, заключенные внутри тела, подвержены сжатию, то и само тело оказывается более собранным внутри. Однако из-за сжатости энергии оно теряет целостность и делится на отдельные части, плохо связанные друг с другом. Иными словами, тело имеет лишь некую видимость единства, когда мы стоим перед зеркалом, но теряется, стоит нам закрыть глаза.

Именно такое состояние лишает женщину возможности воспринимать себя целостно изнутри. Это и вызывает интерес ко всяческим «магическим» манипуляциям со своей внешностью.

Украшение же тела не снаружи, а изнутри поначалу потребует от обычной женщины некоторого психологического усилия. Прежде всего, нужно понять внутреннее устройство собственного тела.

- *Голова* – энергетически зажатая часть женского тела, откуда и происходят вечные головные боли. Хотя это в большей мере проблема энергии, на физическом уровне можно отметить необходимость расслабления.

- *Пять инь-органов (сердце, печень, легкие, селезенка, почки)* создают опору для всей человеческой жизни. В женском теле энергия сама собой стягивается к *инь*-органам, а далее – к железам и крови. Если они в порядке, то жизнь протекает мирно и счастливо. Если же они в разладе, то избыток энергии вызывает излишние эмоции. Тогда наши действия становятся хаотичными, и энергия теряется через органы чувств. Сознательное поддержание *инь*-органов в должном состоянии позволяет создать условия для зарождения духа (*шэнь*). Развить контроль над *инь*-энергией вам позволят начальные движения комплекса *Дао-инь* (см. ниже).

- *Сердце* – обитель духа (*шэнь*) для женщин. Кроме того, оно управляет кровью и сосудами, задает ритм движения энергии по всему телу. Состояние сердца выдает степень развития женщины и, в свою очередь, зависит от состояния других *инь*-органов. С возрастом ритм сердца в большей мере становится подвержен внешним влияниям, что не дает сердцу усваивать энергию и воздействует на функции тимуса и молочных желез. Всегда лучше избегать спонтанных реакций на любые раздражители, сбивающие сердце с естественного ритма. Особенно важно не подвергать себя излишнему возбуждению в период менструации.

- *Матка* – главный орган, от которого зависит протекание процессов в теле женщины: менструация, овуляция, беременность, менопауза. В идеале матка должна представлять собой «единый центр», управляющий работой всех пяти основных органов.

Нормальное состояние матки характеризует работу яичников и печени. Именно благодаря матке мочеполовая сфера действует как единый орган, жизненность которого влияет на весь организм. Вот почему вопрос об аборте не имеет однозначного решения: он может привести к нарушению развития энергии или же, напротив, к очищению от неконтролируемой энергии.

- *Яичники* – женские органы, где может возникать киста. Это образование чаще всего наполнено патологической жидкостью. Врожденная киста удаляется только хирургически, а приобретенная вызвана нарушением энергетических процессов, поэтому ее можно вывести с помощью практики. Однако здесь все зависит от вашего личного уровня, и на начальном этапе лучше не рисковать. Фиброма яичников (доброкачественное новообразование, которое выражается в разрастании соединительнотканных элементов) развивается от неумения распределять сексуальную энергию, она гормонально неактивна и устраняется практикой.

- *Молочные железы* – основной источник и поставщик энергии, особенно в период менструации, поэтому от их состояния зависит здоровье организма в целом. Опухоли в груди возникают из-за неправильного распределения энергии, особенно при множественных беспорядочных сексуальных контактах. Практика приносит заметное облегчение даже независимо от степени мастерства женщины, но поначалу лучше заниматься в группе, где создается сильное энергетическое поле.

- *Тимус* – одна из самых важных для даосской женщины желез (хотя ей уделяется мало внимания в западной медицине), которая до 21 года способствует процессу роста. Затем она начинает «угнетаться» и нуждается в поддержке. Для восстановления нормальной работы тимуса следует заниматься практиками в положении лежа не менее 20 минут в день. Это позволит вам приостановить раннее старение.

- *Кровь* – основная субстанция, связывающая работу всех органов и поддерживающая особое физиологическое состояние во время менструации. Положительное влияние на состояние компонентов крови оказывают практики, связанные с маткой и печенью, а также со стопами, в которых проходит меридиан печени. Кроме того, немаловажно состояние сердца, обеспечивающего ткани организма кровью, насыщенной кислородом.

- *Сухожилия* – место для скопления в женском теле грубой жесткой энергии, что отчасти обусловлено угнетенным состоянием тимуса. В результате сухожилия начинают «засыхать» и «забиваться», и нужно использовать практики по их «оживлению». В даосской практике для мужчины важно развитие самих сухожилий, а для женщины важнее их функция соединения мышц и костей. В обычной жизни это заметно в разделении труда на "мужской" и "женский" по преимуществу, где нужна сила или гибкость. Однако «оживляя» сухожилия раньше, чем будет уравновешено все ее тело, женщина рискует растрачивать энергию на «усиленное питание» сухожилий.

- *Кости* – «нити звука» внутри женского тела. Когда кости начинают сохнуть, тело омертвляется изнутри, о чем свидетельствует хруст костей, которые становятся крайне ломкими. Тогда нарушается баланс между восприятием и реагированием, что довольно верно подметил в своей юмореске Даниил Хармс: "Одна старуха от чрезмерного любопытства вывалилась из окна, упала и разбилась..." Восстановление костного мозга – одна из самых сложных частей даосской практики.

- *Стопы* – опора тела, отвечающая за использование всех энергий, находящихся внизу тела. Если в теле женщины не создается поток энергии, направляющийся вверх (сублимационные каналы), то она просто рассеивается в низовых энергетических потоках. Стопы выступают как некий «сосуд», для наполнения которого применяются практики во время ходьбы.

Возникает закономерный вопрос: что нам несложно сделать для своего тела, чтобы остановить непрерывное ухудшение физического здоровья и обратить этот процесс вспять – к омоложению? Для начала используйте простые приемы: расслабление и массаж, которые будут описаны ниже.

Энергия: синдром «стервозности»

«Если стервозность – иньское качество, то почему наиболее часто оно встречается у активных и напористых женщин с янской природой?» – «Ведь что такое стервозность? Это элемент внутреннего неудовлетворения и нереализации, который и формирует агрессивные качества женщин из-за их неумения правильно понимать свой энергетический процесс. Вызывается он различными обстоятельствами и действиями, но связан он все-таки с понятием наполненности. А почему нет наполненности? Потому что нет либо внешнего источника, либо внутреннего. Именно из-за неразвитости внутреннего источника и получается такая агрессивная среда – женщина, так как энергия женщины развивается только через собирание». (Бен Челеро)

Наиболее явные проблемы с энергией выражаются на уровне эмоций и образа действий, а также влияют на состояние тела. Изначально тонкое устройство женской энергетической структуры искажается социальной жизнью. Вопрос о существовании по законам «мужского мира» решается именно на энергетическом уровне. Развитие на Земле обусловлено преобладанием энергии ян – естественной среды обитания для мужчины. Он успешно обживает эту среду, не встречая особого противодействия, ведь его деятельность поддерживается прямым потоком эволюции.

Для женщины, которая в большей мере наделена энергией *инь*, нормальное развитие предполагает покой. Очевидно, что полное недеяние противоречит внешней необходимости, а воплощение полной тишины в жизни оказывается нереальным. Женщине остается лишь использовать то незначительное количество энергии *ян*, которым она все же обладает. Таким образом, ей удается приспособиться к внешним условиям, но она вступает в противоречие с самой собой. В результате, женщине приходится решать уже не одну, а две проблемы. Во-первых, восполнять растраты и без того изначально слабой янской энергии. Во-вторых, восстанавливать нарушенную основу, образованную иньской энергией.

Посмотрим на сложившуюся ситуацию еще пристальнее, с учетом соотношения энергий *инь* и *ян* в мужском и женском теле. Поскольку мужчина способен развивать свою янскую природу в реальном мире, в его власти также и создавать условия для проявления своей иньской составляющей. Иными словами, мужчина как сильный человек может себе позволить жить спокойно. С ним все в порядке в обоих аспектах бытия – внутреннего развития и внешнего проявления. Он обладает свободой выбора в решениях и свободой действия при их воплощении.

Иньская природа женщины находится в подавленном состоянии. Вот почему женщина не реализуется сама по себе, к тому же заглушает свою янскую составляющую. Однако именно янская энергия необходима для земного существования вообще, подчиненного законам развития. Подавленность ян лишает женщину возможности быть женщиной, то есть активно раскрывать свою иньскую природу. Как слабый человек, женщина не может себе позволить даже спать спокойно, страдая от бессонницы из-за чрезмерных волнений. Она полностью зависима в своих проявлениях от внешних – как янских, так и иньских – влияний.

Но это только общая схема, а разные женщины наделены янской и иньской энергией в различной степени. Также и энергетический баланс может оказаться сдвинутым в ту или иную сторону. Облегчается ли ситуация в крайних случаях? Нет, скорее усугубляется.

Допустим, женщина имеет больше *ян*, чем обычно, и склонна к «светской» жизни – общественной работе и групповым занятиям. Если она воспользуется своим преимуществом, то добьется многого: станет директором фирмы или великим йогом. Но все это – ценой потери женственности. Скорее всего, у нее не будет ни мужа, ни детей просто потому, что она не захочет иметь семью. Но ее подстерегает другая опасность. Накопление энергии *ян* побуждает также излишне ее растрачивать, совершая много ненужных действий. Иными словами, она стремится снижать уровень янской энергии путем *сжигания ее запасов*: «гореть на работе», «сгорать от любви», «пережигать чакры» и т.п.

Теперь остановимся на самом распространенном случае, когда тихая и кроткая женщина пытается отгородиться от янских влияний и погрузиться в иньские состояния. Подобно проявлениям энергии *ян* эти состояния можно условно поделить на «хорошие» и «плохие». К первым относятся скромность, созерцательность, самоотречение, беззаветная поддержка любимого мужчины, а ко вторым – печаль, тоска, страх, раздражение, тревога, страдание.

Склонность к положительным иньским состояниям может выражаться двояко. Это монастырский путь или роль «хранительницы очага» на обеспечении мужа, что тоже нередко ведет к затворничеству. В обоих вариантах янские чувства радости и полноты жизни малодоступны. Еще чаще женщина погружается в пучину переживаний, когда любое страдание становится причиной больших страданий, доходя до вполне типичного мазохизма. Иньская энергия скапливается в *инь-органах*, поэтому страдания закономерно ведут к болезням, приводящим к новым страданиям.

Итак, женщина попадает в замкнутый круг, из которого она пытается выбраться, используя попеременно янские и иньские возможности. В крайнем варианте заданный сценарий разворачивается с большей или меньшей степенью трагичности следующим образом. Поскольку социум требует активности, сначала женщина пробует вовлекаться во внешнюю деятельность. Однако для достижения успеха ей всегда не хватает янской энергии. Тогда женщина начинает отчаянно тратиться направо и налево, выкладываясь вся без остатка. Полностью обессилив, она предается мучительным переживаниям по этому поводу, растрачивая также и иньскую энергию.

Занятия подобным «самоедством» заведомо приводят к полному ступору и неверию в себя. В иных случаях женщина пытается ухватиться за новое предприятие, используя его как источник внешней янской энергии. Поскольку ей больше неоткуда взять силы, создается наркотическая зависимость, которая оканчивается прежним «отходняком». В психиатрии такое поведение называется *маниакально-депрессивным психозом.* А именно, крайнее возбуждение сменяется совершенным безразличием, которое внезапно прерывается новым безудержным стремлением.

Наиболее явно смены состояний происходят в виде предменструального синдрома и в период менструации. В большинстве случаев энергетическая открытость в это время обостряет все названные проблемы. Перестройка организма в период менструации требует полного покоя, и в древних культурах общество всегда обеспечивало женщине временную изоляцию. Но ныне менструация – не повод для отпуска, хотя в действительности женщина находится в совершенно нерабочем состоянии, которое зачастую сопровождается множеством недугов.

Сама женщина вынуждена относиться к менструации не только небрежно, но и негативно. Она воспринимает этот период как досадную помеху в жизни, что приводит к дополнительным проблемам. Покой нужен организму для подготовки нового этапа циркуляции энергии. Отсутствие его сказывается примерно как недосыпание, что заметно не в течение одного дня, а на протяжении целого месяца. Опасно терять энергию именно тогда, когда она должна по замыслу природы сохраняться и усиливаться. Поначалу вам может помочь определенная психотехника, настрой на успокоение.

В дополнение ко всему, женщина находится вовсе не один на один с «мужским миром». На энергетическом уровне обитают разные сущности, заинтересованные в развитии подобного сценария. К ним относятся души *По* и неорганические энергии, создающие значительные проблемы в сознании, сильно мешающие работе мозга и восприятию. Души *По* вызывают такие эмоциональные проявления, как страх, тоска, раздражение, безудержное веселье, причем последнее тоже нежелательно.

Под семью душами *По* в даосизме понимаются некие энергии, которые создают бесконтрольные неразумные состояния и подпитывают соответствующее поведение. Все они формируются при рождении и обитают в груди, пытаясь подчинить себе целиком тело и сознание. При попытках упорядочить процессы текущей жизни они скапливаются в легких, поглощают энергию тимуса и молочных желез. Сопротивляясь изгнанию, они могут провоцировать всевозможные переживания и вызывать физическое ощущение повышенной плотности в груди. Женщинам справиться с душами *По* весьма непросто, пока они рассредоточены. Однако для рассасывания «комка» есть простые упражнения на раскрытие груди, приведенные ниже.

В обычной жизни до освоения специальных техник можно и нужно сделать две простые вещи. Научитесь не терять энергию на эмоциях и переживаниях, а затем начинайте упорядочивать и укреплять основу инь.

Сознание: изнанка «глупости»

«Как перестать быть "глупой, безмозглой" для мужчин, которые хотят и любят нас такими?» – *«Я думаю, что, ставя такой вопрос, вы далеко не глупая женщина. А что касается мужчин, которые любят глупых женщин, так это от собственной неполноценности. И здесь, наверное, вопрос не в глупости женщин, а в глупости мужчин. Если вы это понимаете, но хотите продолжать быть рядом, так в чем же сложности?... Представьте, он убедился, что вы не безмозглая. У него же будет стресс! Отнеситесь к этому снисходительно, как к гриппу, если вам, конечно, нравится с простуженным жить...» (Бен Челеро)*

Основная проблема женщины находится на уровне сознания, тогда как энергетические и физические проблемы вторичны. В нашем обществе преобладает установка на рациональное мышление, обслуживающее мужскую линию развития. Все иные способы восприятия мира до сих пор считаются признаками «неполноценности». Но ведь женский способ понимания мира значительно отличается от мужского. По своей изначальной природе женщина не способна успешно пользоваться линейным разумом, который характерен для мужчины. Однако она уже не может выступать как носительница иного принципа существования.

К настоящему времени женщина сама почти забыла собственный способ восприятия, ибо слишком долго стремилась приспособиться к мужскому образу действия. Отсюда происходят безуспешные попытки разобраться в последовательных цепочках причинно-следственных связей, которые часто провоцируют так называемую «женскую глупость». Хотя общая подверженность женщины внешним влияниям активирует центральную нервную систему, это приводит лишь к хаотичности движения энергии.

Здесь мы акцентируем тему "неорганической энергии" (принципиально отличной от исходной природной дуальности ян и инь), ибо ее внедрением объясняется высокая частота, на которую вышел мозг современного человека. Она служит особой основой для создания на Земле "неестественных конструкций", окружающих нас со всех сторон. Как подмечал ЧОМ, если бы мы не пили кока-колу, то у нас не было бы сверхвысоких технологий. Кроме того, это привело к информационной революции и виртуальному устройству всего общества. Дистанционное общение между людьми тоже нарушает привычный баланс энергий ян и инь, основанный на естественном обмене мужской и женской энергиями.

Важно, что энергия искусственной жизни использует для своего распространения именно женщину. Поскольку у женщины возникает разрыв между яньской и иньской энергиями, этот вакуум заполняется чуждой человеку силой. Далее, через женщину неорганическая энергия воздействует на мужчину. Более того, она порождает детей с измененным типом энергий. Так женщина попадает в замкнутый круг: она зависит от действий мужчины, вызванных влиянием неорганической энергии, хотя сама служит средством этого влияния.

Получается, что женщине нужно изменять свое сознание, учиться иному способу получения и обработки сведений из внешнего мира, который позволил бы не терять энергию. Возросшее количество информации требует все большего количества энергии для ее верного восприятия. Перераспределению усилий по обработке новых данных способствует предварительное успокоение сознания, что не означает ослабления ума. Однако сила осмысления ведет к усилению чувств и эмоций. Так, в своих попытках самостоятельно мыслить, женщина всегда оказывается гораздо уязвимее, чем мужчина.

Попытки неестественного для женщины рационального осмысления внешних сигналов, поступающих через органы чувств, обычно приводят к острым переживаниям, а преувеличенные реакции на них – к сжиганию энергии. Женщина могла бы миновать этап мучительных раздумий, если бы она воспринимала явления животом. Для этого ей нужно упорядочить связи внизу тела, где находятся центры по распределению энергии. Таким образом, расслабление сознания требует перемещения процессов восприятия в живот, что предполагает его укрепление.

В пределе, социальная зацикленность сбивает женщину с собственного ритма и Пути, вызывает потерю духа (*шэнь*) в течение жизни. Утилизация духовных энергий требуется ради выживания на более грубом уровне, и только с помощью практики можно создать обратный ток. Неравенство между мужчиной и женщиной доходит до того, что потери духа с ее стороны оказываются вдвое больше. В действительности, отмеченные нами ранее чувственная «стервозность» и телесная «безобразность» – это внешние признаки нарушения сути бытия.

Стремление женщины выполнять социальные функции уничтожает ее духовность. Ответственность за это лежит на самой женщине, хотя причинно-следственные связи оплели ее сознание и почти лишили свободы. Отношение к социуму включает все, что окружает женщину, – от божественных проявлений до устоявшихся отношений. При определении собственного пути понимание природы действия тоже имеет особенности: для мужчины важно осознание, для женщины – ощущение. Поскольку энергия *шэнь* задает природный ход вещей, то и развитие духа возможно лишь после достижения естественности.

Особенности женской структуры

«Как правильно определить разницу между мужским и женским путями развития?» – *«Если вас не тянет поднимать штангу, то значит, все идет нормально, ну а если серьезно, то здесь все очень просто... Разница между мужскими и женскими*

21

системами опирается всего на два понятия – ритм и циркуляцию. Следовательно, пока вы не выработаете естественный ритм в своих действиях, нет особого смысла разбираться в этом. Второе – пока вы не научитесь реально слышать себя, у вас не будет достаточной концентрации постичь циркуляцию своей энергии». (Бен Челеро)

До сих пор мы рассматривали явные женские проблемы, и причины их возникновения были достаточно очевидны. Такие представления, как деление энергии на *инь* и *ян*, не требуют особых доказательств – достаточно обратить на них внимание. Но приводимое ниже построение женской структуры будет скорее идеальным, ибо сейчас трудно найти подобных женщин. Они сами усиленно извращают собственную природу, подчас до полной неузнаваемости. Феминистки воспримут как оскорбление заключение, что женщина имеет горизонтальную структуру, а мужчина – вертикальную, наряду с утверждением: «Ум женщины – в матке». Однако мы намерены исходить из даосского идеала женщины.

Две женские особенности касаются ритма и циркуляции. Первая из них однозначно привязывается к естественным циклам: менструация, смена времен года, семилетний цикл развития. Вторая же включает две составляющих: ориентацию и центрацию. Горизонтальная ориентация женской структуры объясняется преобладанием иньской энергии, придающей ей качества тишины и покоя. Она восстанавливается особыми практиками в положении лежа. «Единый центр» всей структуры находится в матке, которая представляет собой «сосуд для энергии» и обладает свойствами наполнения и сохранения.

Выделенная здесь иньская основа будет впоследствии укрепляться с целью взращивания янской энергии. Это необходимо для нормального существования в современном мире и дальнейшего развития.

Ритм: естественные циклы

«Меня интересует понятие ритма, его влияние и взаимодействие с человеком». – «Если честно, меня это тоже интересует. Теперь давайте попытаемся пойти от интереса… Что мы делаем? Первое – заявляем, что ритм есть, то есть

начинаем обращать на это внимание. Дальше находим что-то, что уже построено по законам ритма. Что может быть так построено? Конечно, танец... Как только вы подойдете к вопросу соответствия [внутреннего ритма с внешним], вы сможете реально почувствовать связь организма со Вселенной. Вы просто будете чувствовать это физически, и тогда ритмы Земли и Луны не будут для вас чем-то абстрактным». (Бен Челеро)

Женщина живет ритмично и циклично, в то время как мужчина – последовательно и целенаправленно. Общий ритм женской жизни задается многими внешними циклами: природными и социальными. Но главное для каждой женщины – настроиться на личный внутренний ритм. Внешних влияний много, и они постоянно перекрывают друг друга. Природные циклы гармонично сонастроены и вместе поддерживают общий ход вещей. Социальные ритмы, наоборот, сбивчивы и нарушают течение процессов. Основным для женщины, конечно, является менструальный цикл. Он подчинен лунному ритму, хотя следует учитывать и остальные влияния.

Среди продолжительных природных циклов отчетливо выделяются возрастные и сезонные перемены. Так, в периодах жизни у женщины наблюдается семилетняя цикличность, а у мужчин – восьмилетняя. Немаловажна смена времен года, ибо женщина «расцветает по весне и увядает по осени». Среди коротких циклов назовем суточные ритмы, ведь женщина «приходит при появлении луны и уходит с восходом солнца». Так продолжается каждый день, но всякий раз по-новому. Для практики существенно также чередование четных и нечетных дней. Мы рассмотрим те ритмы, которые воздействуют на женщин больше всего: возрастные изменения, менструальные периоды, внешние перемены.

Возрастные изменения

Семилетние циклы крайне важны для женщины, и при осознанном развитии следует поддерживать их ритм.

Детство проходит почти без рефлексии о собственном состоянии, где главным является рост физического тела, а с 14 лет организм направлен на потребление энергии, когда по сути формируется энергоструктура. С 21 года до 28 лет проходит самый тяжелый период, который называют «энергетическим закаливанием». Женщину затопляют желания, и она торопится получить "все сразу". В этот период особенно имеет смысл прорабатывать энергию *инь*, чтобы создать устойчивую основу.

К 28 годам возникает пресыщенность, позволяющая действовать осмотрительнее. Если женщина занимается своим развитием, то она может взращивать энергию *ян*. Рубеж в 35 лет считается в китайской традиции началом старения обычной женщины. Но для практикующей это всего лишь «точка перехода», к которой она готовит свою созревшую энергию.

Примерно с 42 лет естественное потребление энергии начинает иссякать. Однако практикующая женщина уже умеет вырабатывать энергию внутри тела, накапливать и сохранять. В этом возрасте она полностью переходит на медитацию в «лотосе» – самом собранном положении тела, переживая преображение. Для обычной женщины наступает климакс, означающий нарушение баланса функций организма.

В идеале климакс должен начинаться в 49 лет, после чего женщина пользуется только энергией, накопленной в течение жизни. Когда силы иссякают, она впадает в депрессию. Напротив, прославленная даосская женщина, жившая в XII веке, приобщилась к *Дао*, переступив эту возрастную черту. Ранее она познала полноту обычной жизни, прошла через замужество и материнство, пока не освободилась от всех желаний.

После 56 лет обычная женщина нуждается во внимании, поскольку энергия на исходе, а она привыкла получать ее только извне. И здесь нам становится вполне понятна старушечья назойливость. На самом деле в этот период можно обрести новое качество жизни – наполнение за счет самой себя. Важно только во-время научиться это делать с помощью даосских техник.

Менструальный цикл

Семилетние и ежемесячные циклы напрямую связаны между собой. В даосизме необходимость менструации объясняется через цикличность возрастных изменений. Полный оборот энергии для женщины равен семи годам, а для мужчины – восьми. Женщине не хватает энергии, и ее недостаток восполняется с помощью естественных преобразований во время менструации. Таким образом, этот период предназначен природой для накопления энергии в почках. Но поведение современных женщин чаще приводит к еще большим потерям.

Цикличность менструации связана с лунными ритмами. В идеале день самого сильного кровотечения должен приходиться на полнолуние. Соответственно, овуляция совпадает с новолунием. Две половины полного цикла предназначены для прямо противоположных процессов: от менструации до овуляции возрастает энергия *инь*, а от овуляции до менструации возрастает энергия *ян*. Очевидно, что овуляция служит пределом накопления, собирания и удерживания, а менструация – пределом распространения, излучения и отдачи. Смена качества энергии, происходящая при обоих крайних состояниях, достаточно ощутима.

Процесс развития нуждается в усилении качества *ян*. Менструация оказывается неким «разрывом» в процессе, во время которого энергия не только теряется, но и усиливает качество *инь*. Тем не менее, в положительном смысле его можно понимать как «прорыв», который может стать точкой сцепления с новым периодом. Здесь женщина имеет явное преимущество перед мужчиной, у которого подобный механизм перестройки не столь очевиден. Мужчина тоже нуждается в качественном «переходе», но ему не так просто обнаружить «щель между мирами». Так, в латиноамериканской традиции мужчина должен прыгать в пропасть, а женщине достаточно созерцать мир при измененном восприятии во время месячных.

Ориентируясь на наступление месячных, вы можете настроиться на естественный ритм. Когда же он явно нарушен, тогда имеет смысл, наоборот, попытаться его настроить путем налаживания месячных. Гармоничное состояние предполагает четкое прохождение четырех фаз менструального цикла, важных для построения практики. В организме женщины даже при отсутствии менструации (до 14 и после 49 лет) происходят те же самые процессы. Хотя они не столь явны, их тоже можно соотносить с лунными циклами.

Социальные влияния

Социально активная женщина теряет естественный ритм, и он заменяется ритмом, навязанным извне. Порой дело доходит до того, что у сотрудниц одного предприятия совпадают дни наступления менструации. Подключение к внешнему ритму позволяет сократить потери энергии, но такое положение крайне неустойчиво. Любая смена условий существования становится разрушительной. Если женщина занимается какими-то практиками, то она может просто потерять все наработки при смене места жительства. Так, некоторые женщины были вынуждены прекратить практику после переезда в столицу из других городов, не справившись с ускорением ритма жизни.

Внешние влияния продолжают действовать на женщину в начальный период практики. Отсюда вытекают как преимущества, так и недостатки групповых занятий. В группе задается ритм, отличный от индивидуального. В зависимости от ситуации, это помогает развитию разных аспектов. Но лучше использовать обе возможности – групповых и индивидуальных занятий. Точно так же полезны путешествия, если женщина в состоянии сохранить ритм практики. В противном случае она скоро превращается в туристку и теряет связь состояний. В итоге, вместо личного развития, когда одно состояние подготавливает переход к другому, более собранному и осознанному, получается замещение энергий. Женщина перестает чувствовать себя, и представляет собой некий «индикатор» новых мест.

При продолжении деятельности в обществе, полном самых разных тенденций, выстраивание собственного ритма может занять долгие годы. Для начала желательно просто создать распорядок, который легко выдерживать независимо от внешних событий. Можно распределять те или иные практики и дела обычной жизни по времени суток, дням недели, менструальному циклу (лунному календарю), сезонам года. Например, удобно использовать чередование четных и нечетных дней, чтобы не повторять ежедневно одни и те же действия. Монотонность притупляет чувствительность и способствует накоплению негативных эффектов при неверно выбранном направлении.

Положительное изменение внутреннего состояния, соизмерение желаний и усилий, будет сказываться на гармонизации внешней обстановки. В вашем поведении лихорадочные попытки «все успеть» сменятся чередой осознанно упорядоченных действий.

Горизонтальная ориентация

«Мужчина главнее, выше женщины?» – *«Да, если вы стоите, и нет, если вы лежите. Мужчина находится в других ощущениях и в другом ритме существования. Этот ритм сегодня доминирует, он является естественным для мужчины и неестественным для женщины. С этой позиции он, безусловно, выше. Если же вы сохраняете свой ритм, то вы равны: вы выше в понимании покоя, он – в понимании движения...» (Бен Челеро)*

Женщине нужно разобраться в своих ощущениях, чтобы понять значение горизонтальных энергий. Утверждение, что иньская основа имеет горизонтальную ориентацию, можно принять пока на веру. Точнее, это гипотеза, которая требует проверки даосской практикой. Находясь в обществе, женщина с самого детства привыкает к преобладанию вертикальных потоков янской энергии. Она постепенно утрачивает внутри связь с собственной горизонтальной основой, а внешне – теряет покой.

Даже то, что большую часть времени тело удерживает вертикальное положение, угнетающе воздействует на женскую энергетическую структуру. Это не монолитная опора, а именно структура, поскольку все органы тоже выстроены по принципу горизонтальной ориентации. Таким образом, он работает и в целом, и по отношению к каждой детали. Для восстановления своей исходной основы нужно не просто побольше лежать, а заниматься особыми горизонтальными практиками, причем не менее двадцати минут в день.

Положение живота параллельно земле естественным образом связано с восприятием матки как «единого центра» всего тела. У мужчины энергия движется центробежно и закручивается по часовой стрелке. У женщины же энергия движется центростремительно и закручивается против часовой стрелки, образуя *спираль*. Именно положение лежа способствует налаживанию правильного движения энергии. Постепенное очищение всей системы восстанавливает функции желез, позволяет удерживать энергию от рассеивания и приостанавливает старение.

Естественность горизонтального положения делает его наиболее предпочтительным для подготовки к практике. При занятиях стоя нужно ощущать собранность тела вокруг его центра, тогда как занятия лежа развивают необходимую цельность. Поначалу в горизонтальном положении энергия накапливается в руках и ногах, способствуя оживлению и укреплению сухожилий, а важность связывания мышц и костей в женском теле отмечалась выше. Кроме того, синхронное движение рук и ног, доступное только в положении лежа, выражает внешний ритм.

Положение сидя служит переходным от горизонтальной к вертикальной ориентации. При сидении стопы, колени и бедра скрещенных ног вместе создают горизонтальную основу. Она поначалу служит опорой для поддержания вертикальной структуры, неестественной для женщины. Для того чтобы живот оставался расслабленным, таз должен находиться несколько выше скрещенных ног. Неважно, будут ли они сложены в классический «лотос» или просто по-турецки.

Отметим и другие женские особенности. Правая нога должна охватывать левую, а никак не наоборот. Промежность нельзя пережимать, чтобы не нарушать свободное движение энергии в ногах и в низу тела. Кроме того, горизонталь и вертикаль задаются неявными и нелинейными связями частей тела. Энергетическое соединение почек, яичников и печени создает горизонтальную основу, а соединение стоп, низа тела и мозга – вертикальную. Эти связи сложно почувствовать, и пока можно просто запомнить их.

Положение лежа проще в освоении, и положение сидя допустимо лишь во вторую очередь. Выбранная сидячая поза сама по себе влияет на преобладание горизонтали или вертикали. В положении «журавля» горизонтальная основа сведена к минимуму, что не допускает сцепления с иньской энергией земли. Оно используется в период менструации, чтобы как бы «запечатать» тело снизу. Это позволяет не терять тонкую энергию, замещая ее грубой и неочищенной.

Положение «лотос» в большей мере связано с усилением янской энергии, поэтому до 28 лет в нем нежелательно находиться подолгу. Пока речь идет лишь о подготовке к практике, достаточно научиться правильно сидеть по-турецки или в «полу-лотосе». Нахождение в них будет постепенно подготавливать тело к принятию «лотоса», который вам рано или поздно пригодится.

Матка как орган восприятия

«Если матка – орган восприятия, то как происходит этот процесс? Что меняется, когда матка начинает воспринимать?» – «Здесь показатель очень простой, и связан он с тем, достигнуто ли искусство постоянного удерживания энергии в матке, что должно давать устойчивое ощущение центрированности, которое и создает иное качество восприятия...» (Бен Челеро)

Горизонтальное положение способствует усвоению энергии и собиранию ее в центре тела. «Единый центр» расположен в матке, которая по своему строению предназначена служить «сосудом» для хранения энергии. Именно в положении лежа матка не испытывает излишнего напряжения. Правильная ориентация тела по отношению к матке позволяет женщине наполняться энергией. Длительное удержание достигнутого уровня превращает энергетическую наполненность в постоянное естественное состояние.

Матка женщины по своей природе всегда нуждается в притоке энергии, которую она сохраняет и изменяет. Тогда энергия становится пригодной для поступления в тело и дальнейшего усвоения всеми органами, включая мозг. Только в таком случае женщина чувствует себя счастливой и удовлетворена жизнью. Иначе она попадает в состояние «маточной зависимости», когда все тело, наоборот, подчиняется внешней энергии. Поступление в матку чужеродной энергии вызывает негативные эмоции. Естественность для женщины означает наполнение, а для мужчины – движение.

При неразвитости «единого центра» в матке женщина теряет энергию, которая начинает стягиваться к пяти иньским органам, уплотняя их и питая соответствующие эмоции. Далее энергия либо сразу тратится на излишние проявления, либо рассеивается, смещаясь к железам и крови. Кроме того, у женщины поначалу даже могут возникать ощущения «лжецентра»: хотя в матке пока не протекают правильные процессы, просто активизируется иньская энергия и связывается с мозгом. Когда же «единый центр» работает, туда можно направлять разные виды энергии и намеренно создавать различные связи. Например, вышеназванные две «триады» для удержания горизонтальной и вертикальной основ: «почки – яичники – печень» и «стопы – низ тела – мозг».

Для развития иньского «единого центра» существует специальная последовательность из 24 положений. В действительности все непросто и с исходными данными для его развития. Так, выделяется двенадцать типов маточных сосудов: пять из них вполне совершенны от природы, а остальные нуждаются в доработке. Далеко не всегда женское тело естественным образом управляется маткой, хотя оно предназначено для наполнения. Все тело, как и матка, имеет 24 критерия преобразования. Кроме того, движение по спирали, которому подчинена энергия в матке, не позволяет усваивать многие виды янской энергии.

Однако все это относится к области серьезной практики. Прежде чем приступать к овладению любой техникой, надо уметь чувствовать матку в собранном положении тела. Сейчас достаточно поставить перед собой и постараться выполнить хотя бы эту задачу. Приводя ниже одну из подобных техник, мы будем вынуждены свести ее к выполнению внешней формы. Но коль скоро любые внутренние изменения начинаются с разучивания внешних движений, мы сознательно сводим ее до уровня подготовки, на котором мы и пребываем.

Красота – насущная потребность

Критерии внутренней красоты

«Можно ли считать, что красота – признак жизни?» – *«Внутренняя красота – да, внешняя же может дополнять ее, но никак не наоборот. Внешность подобна абстрактной диаграмме – янтре, которая содержит сакральный звук –*

мантру, то есть некое звучание, которое создает комбинацию внешнего и внутреннего. К тому же определение внешней красоты субъективно, и это естественно. Что же касается понятия безобразности, то оно связано, в первую очередь, с действиями и качеством женщин, которые в какой-то мере отражаются, безусловно, и на их внешности». (Бен Челеро)

Женщина находит изначальные ориентиры в красоте, стремясь довести преображение до совершенства. Здесь заложен женский подход к любым преобразованиям, поэтому даосская практика для женщин понимается как искусство быть красивой. Внимание к своей внешности, начиная с укладки волос или нанесения макияжа, становится путем к внутреннему наполнению. Таким образом, внешняя искусственность напрямую связана с внутренней естественностью.

Только исходя из чувственной наполненности, женщина способна преображать свой облик и окружающий мир. «Божественное тело» женщины соответствует, по сути, «божественному духу» мужчины. Ощущение своего тела и сохранение полноты чувств всегда имеет то или иное качество. Характер наполнения выражает достигнутую женщиной степень понимания существования. Четыре принципа выступают условиями осуществления идеала женственности:

1) осознания течения своей энергии, которое делает возможным само существование;

2) наполнения собственной жизни, которое придает ценность этому существованию;

3) естественности и простоты жизни, которые означают высокое качество бытия;

4) красоты как истинной связи с миром, придающей существованию целостность.

Всякая женщина может по-разному осуществлять себя в четырех основных типах отношений: воспринимая себя, находясь в обществе, взаимодействуя с мужчиной и воспитывая детей. Под «мужчиной» здесь понимается янская энергия вообще, а под «обществом» – не только люди, но и все вокруг. Иными словами, женственность проявляется даже в одиночестве, если женщина способна существовать на уровне энергетических взаимодействий. Сама внешность женщины оказывается границей между янским окружением и иньским наполнением, где они должны не сталкиваться, а сливаться. Как шутил Жванецкий, "мужчину интересует не то, как женщина одевается, а совсем наоборот!"

Чувствительность позволяет наладить правильный обмен энергий между внешним и внутренним мирами, для чего необходимо чутко настраивать зону обмена. Такой зоной служит внешний вид, отражающий внутреннее состояние и одновременно притягивающий нужное влияние. Теперь понятно, почему женщина относится к своему телу столь трепетно в отличие от мужчины, для которого нет такого контраста между внутренним и внешним. Очевидно, что красота не сводится к украшению поверхности тела, а предполагает гармонию внутреннего и внешнего. В даосизме красота женщины включала в себя четыре способности:

1) контроль иньской энергии, внутренней циркуляции и внешних проявлений;

2) развитие пяти чувств и умение управлять своими внутренними ощущениями;

3) развитие объемного языка самовыражения путем ритуалов, театра или поэзии;

4) личное обаяние, включая неповторимые особенности каждой женщины.

Главной задачей женщины, желающей «быть красивой», а не просто «казаться красивой», становится укрепление иньской энергии. Для этого она должна сосредоточиться на чувственном аспекте существования, научившись отличать истинные чувства от преходящих эмоций. Это важно, поскольку современная женщина склонна сводить красоту к тому, как она «выглядит». Привычка быть объектом внимания в обществе превращает ее, в большей мере, в объект потребления. Стремление вызывать интерес заставляет светскую женщину приводить себя в порядок, почти не считаясь с собственными чувствами. Даосские женщины владели приемами преображения внешности в совершенстве, сохраняя отличие чувств от эмоций.

Истинные чувства и эмоции

«В последнее время часто возникает состояние полного удовлетворения, причем настолько полного, что не хочется ни двигаться, ни развиваться, ни думать. Все и так хорошо. Возникает ощущение зависания. С помощью каких практик нужно выходить из такого состояния?» – «Вот тоже мне космонавты! От чего это происходит-то не написали! От просмотра съезда депутатов или от стакана водки? Если вам так хорошо, то зачем тогда из этого выходить?... Мне тоже хорошо, но мне и в голову не может прийти, чтобы от этого избавляться». (Бен Челеро)

Красота исходит из внутреннего чувства: совершенная женщина излучает любовь. Несовершенная женщина должна сначала понять, что она «излучает» и что такое «любовь». Разобраться в признаках истинных и ложных состояний непросто, но главное – всегда стремиться к естественности. Для женщины характерно чувство глубокого покоя, позволяющего действовать уверенно. Покой – принцип существования женщины и общий источник иньской энергии. Укрепление инь создает основу для усиления янской энергии, вызывающей чувства наполнения и радости. Обретая равновесие, женщина способна отличать свои истинные чувства от преходящих и опустошительных эмоций.

Современная психология исследует соотношение чувств и эмоций, и их определения порой полемичны. Так, в узком значении слова, эмоции – это непосредственное, временное переживание какого-нибудь чувства, тогда как чувства – устойчивые эмоциональные отношения человека к явлениям действительности. Кроме эмоций, психологи отличают чувства от аффектов и настроений. Однако зачастую эти термины используют как синонимы, здесь все зависит от конкретной психологической школы.

В даосизме понимание разницы между чувствами и эмоциями связано с умением различать желания и намерения в действиях, возбуждения и желания в сексуальной сфере. Разбираясь в тонкостях перетекания состояний, можно нарисовать некую схему состояний с указанием наиболее заметных ориентиров. Но в любом случае для развития интуиции важно доверять самой себе. Если мужчина есть «человек разумный», то женщина – существо тонко чувствующее. Она нуждается не столько в правильных объяснениях, сколько в верном настрое.

Естественность – основная концепция даосизма. В древнейшем трактате «*Дао дэ цзин*» мы читаем: «Нужно меньше говорить, следовать естественности… Человек следует законам земли. Земля следует законам неба. Небо следует законам *дао*, а *дао* следует самому себе». Даосская практика построена таким образом, чтобы привести человека к естественности, при котором тело, энергия и сознание пребывают в гармонии друг с другом. Однако тщетные попытки понять и воспринять подобное состояние до достижения реальной гармонии создают лишь иллюзии.

В нашем искусственном мире естественность возникает только после исправления искаженных структур. «*Дао* постоянно осуществляет недеяние, однако нет ничего такого, что бы оно не делало», – таинственный идеал везения посреди сложной мозаики складывающихся обстоятельств. Везение состоит в получении результата без осуществления необходимой деятельности. Речь идет не о личной прихоти, а следовании естественному ходу вещей. Тогда все необходимое случается само собой, а человек выступает лишь свидетелем происходящего. Состояние естественности позволяет нам объективно смотреть на происходящее.

Естественность женщины значительно отличается от естественности мужчины. Достижение естественности основано для женщины на *наполнении* тела чувствами, подобно некоему сосуду, и *пребывании* в состоянии удовлетворения. Мужчина же в принципе нацелен на изменения. Конечно, такое наполнение невозможно для женщины, которая вовлечена в деятельность и постоянно тратит энергию на эмоции. Женщина может научиться вести себя естественно только специально, с помощью особых практик, восстанавливающих баланс иньской и янской энергий.

Важно замечать, происходит наполнение изнутри или извне. Первое показывает природное умение женщины быть наполненной чувствами. Второе же означает постоянную неудовлетворенность, которая заставляет искать внешние источники энергии. Как мы отмечали, современная женщина склонна к стервозности. Вечная неудовлетворенность вызывает раздражение по любому поводу, и женщина вместо полноты чувств переживает эмоциональную опустошенность.

Чувства и эмоции качественно отличаются друг от друга, но современные люди постоянно смешивают их и уже не способны уловить разницу. Большинство из нас только думает, что он чувствует, вовсе не находясь в реальном переживании. Самообман стал явлением вполне обыденным, не случайно именно в последнее столетие западные люди занялись копанием в «подсознании». Почти каждый из нас путается в том, что вообще можно всерьез принимать за настоящее чувство.

Особенно сложно женщинам, как правило, попадающим в зависимость от внешних энергий и вызываемых ими эмоций. Патология восприятия состоит в подмене чувств эмоциями, которые делают женщину, плохо приспособленную к последовательному логическому развитию, и вовсе социально неадекватной. Поскольку нарушена связь между внешним миром и внутренними чувствами, поведение женщины становится непредсказуемым не только для окружающих, но даже для нее самой. А страдает от этого в первую очередь, опять-таки, она сама.

Желания и намерения также плохо различимы, ибо они исходят из личной оценки соотношения чувств и эмоций. Но можно выделить несколько критериев различия в соответствии с их направленностью, зарождением, воплощением в жизнь и полученным результатом.

- Желания вызываются чем-то внешним, что хотелось бы получить, а намерение – внутренним стремлением что-то создать.

- Желания неподвластны вообще или малоуправляемы, хотя нередко вызывают частичное сопротивление, а намерение означает осознанную решимость, компромисс или согласие с самим собой.

- Потакание своим желаниям превращает жизнь в хаос, а следование намерению наводит в ней порядок.

- Реализованное намерение приводит к обретению нового качества жизни, а осуществление желания – лишь к погашению самого желания.

Результат действия позволяет оценить ситуацию лишь позже, поэтому это самый сложный способ различать желания и намерения. Но и без всяких критериев женщина, разбирающаяся в своих чувствах, способна интуитивно решить, насколько необходимо то или иное действие.

Магические цели и средства

«...Все это создает для женщины жизнь, подобную театру, с постоянно меняющимися действиями; сцену, которую она украшает декорациями под только ей ведомую музыку. В этом основа ее естественного пребывания, направленного на питание себя всеми теми видами ощущений, которые производит ее тело. Энергию женщина черпает... из фетишистского взгляда на свое тело... Практика для женщины должна стать "одеждой", состоящей из множества бляшек, ленточек и прочих мелких, но столь важных для нее вещей». (Цзе Кун)

Искусство магии послужило истоком для зарождения даосизма, поэтому многие практические техники были созданы на основе магических ритуалов. В древности Женщина была хранительницей знаний, а мужчина пользовался ими для развития своих способностей. И лишь впоследствии они поменялись «ролями». Наиболее развитые женщины владели методами фэн-шуй, получая и усиливая энергию путем наведения порядка в своем доме и упорядочивая собственные действия.

Женские техники отличались танцевальным характером и состояли из множества волнообразных, извивающихся движений, а мужские техники внешне были простыми и собранными. В сферу женского влияния входили такие искусства, как целительство, развившееся в китайскую медицину, и гадание, закрепившееся в «И Цзин». Отражением внутренних знаний во внешнем убранстве стали такие символические системы, как владение веером, нанесение масок, укладывание причесок.

Умелые внешние проявления, включавшие правильное обращение с предметами обихода и выполнение нужных ритуальных действий, позволяли женщине развивать чувствительность. Именно этот смысл сохранился в женских даосских практиках, направленных на работу с поступью (танец), веером (жесты) и т.п. Так, созданный даосскими медиумами ритуал Хо Ту предназначался для соединения крови с духом. Ритм движений задавался последовательностью шагов, помогая женщине сплавить иньскую энергию в опору для развития силы.

Считалось, что женщина лучше справляется с энергией ветра, который она покоряла с помощью рисовой бумаги. Это стало основой даосских техник работы с ветром. Различные способы укладывания волос позволяли женщине создавать и удерживать нужное ей качество энергии, защищаясь от злых духов и вредоносной энергии. Нанесение масок позволяло управлять мимикой, выражая разные эмоции и впитывая соответствующие внешние энергии.

Магия соотнесения внешнего с внутренним составляет особый язык вселенского общения. Женщина способна чувствовать все вокруг тогда, когда она прекрасно чувствует саму себя. Глубокое взаимодействие с миром предполагает развитые чувства, поэтому в даосизме женщине предлагается намеренно работать со слухом, взглядом, обонянием и т.д. Чувства усиливаются при помощи окружающих предметов и украшений на теле. Например, ткацкий станок – это основной ритуальный инструмент, развивающий качество звучания. Движения рук, имитирующие прядение, позже вошли в комплекс *Дао Инь*.

Важная для магии наблюдательность превратилась в духовных практиках в сосредоточение на выполняемых последовательностях движений, точное отслеживание возникающих ощущений. Обращенность женщины вовнутрь делает ее уязвимой для воздействий извне и одновременно идеальной «хранительницей очага». Женщина нуждается в защите, но наделена привилегией «сохранения намерения», ибо очаг представляет собой сущность дома. И, наконец, владение секретами *«дао* любви» позволяло женщинам прорабатывать иньскую энергию, подготавливая себя и мужчину к дальнейшим преобразованиям.

Часть 2.
Выделение этапа подготовки

Факторы развития женственности

«Как так получилось, что мужчина, как носитель небесной силы подавил женское начало на Земле и придал ей соответствующий вектор развития, тем самым уничтожив не только силу женщины, но и свою собственную?... Первое, что нужно сейчас для Земли – это вывести женщину из круга зависимости, ибо она является основным хранителем генетической памяти, которую нужно высвободить для всех... Путь женщины несравненно важнее пути мужчины... Если женщина не будет иметь возможности развиваться, неважно, по внешним или внутренним причинам, Земля будет уничтожена». (ЧОМ)

Всего выделяется три фактора женского развития: качество изначальной энергии, распределение энергии *инь*, соответствующий ритм. Наличие янской энергии, которая служит движущей силой развития, зависит от факторов, предшествовавших рождению. На начальном этапе учитывать условия своего появления на свет достаточно сложно, поскольку женщине трудно самой разобраться в них. Лучше исходить из своего состояния на данный момент. Само по себе наличие или отсутствие янской энергии нельзя считать решающим. Гораздо важнее научиться использовать имеющуюся иньскую энергию. Необходимо сохранять ее и упорядочивать для последующего укрепления.

Вы должны сосредоточиться всего на двух факторах. Во-первых, создание иньской основы для наполнения янской энергией позволит вам осуществлять развитие без ухода от жизни в обществе. Во-вторых, вам нужно установить правильный ритм своего развития. Исходные данные у всех разные, поэтому женщине нужно самой подбирать практики и установить их порядок. Обращайте внимание на возникающие эффекты, чтобы вовремя вносить необходимые изменения в свои действия.

Речь идет о подготовке к практике, а не о возможных достижениях по нескольким причинам. Во-первых, если пропустить этап заложения основы, то все построенное в дальнейшем будет неустойчивым и может вскоре просто рухнуть. Во-вторых, критерии прогресса в практике существуют, но их сложно применять самостоятельно, поэтому лучше обучаться у опытных инструкторов. В-третьих, общая повышенная чувствительность женщин часто приводит к созданию иллюзий, положившись на которые легко перейти к неправильным действиям. В-четвертых, ни одна практика не является ни абсолютно верной, ни самодостаточной. Имеет смысл разобраться в собственных предпочтениях, прежде чем выбирать свой путь, либо научиться дополнять практики. В-пятых, отмечается феномен «обманутых ожиданий». Нередко женщина, не соизмерив возможности с усилиями, в итоге оставляет всякие попытки.

Поначалу вы должны рассматривать практику как опыт, который может быть пересмотрен. Занимая позицию подготовки к практике, любая женщина легко разберется с простыми установками. Тогда несложно создать для самой себя вполне определенные и реально достижимые перспективы.

Задача сохранения энергии

«В большинстве случаев мы имеем право на выбор, остается только набрать силу, чтобы этот выбор сделать. Незнание и неумение направить свою энергию по необходимому нам вектору побуждает нас тратить ее на неудобоваримую пищу, на лишние и несобранные движения, рваное дыхание, никчемные разговоры, угнетение рядом стоящих и т. д. Ваше согласие или несогласие с этим не имеет никакого значения, если не побуждает к внутренним переменам... Чтобы работать с высвобождением энергии, нужно создать внутри сосуд, куда эту энергию вы будете помещать. Вы ее высвободили. Вам сейчас нормально, а потом она растекается. То есть вы эту энергию в конечном счете теряете...» (ЧОМ)

Наполнение присуще женщине от природы, что отражает такое иньское качество, как постоянство. Определив для себя задачу сохранения энергии, теперь нужно уточнить: отчего происходят утечки, где сохранять запасы энергии и как это делать. Женщины теряют энергию в основном из-за излишних переживаний, что характерно для их состояния в обычной жизни. Мы отмечали разницу между истинными чувствами и преходящими эмоциями, которую легко определить по ощущению наполненности или опустошенности. Далее, мы обращали внимание, что женщина имеет естественный «сосуд» для накопления и превращения энергии – матку. Кроме того, энергия сама стягивается к пяти иньским органам и крови.

Остается объяснить, по каким правилам совершать намеренные действия по сохранению энергии, приняв исходную установку на перекрытие каналов ее оттока. Сохранение энергии – не самоцель, поэтому вы должны понимать, как оно связано с остальными процессами. Любое развитие для женщины, идет ли речь о даосской практике или карьере в деловой среде, невозможно без наведения порядка в себе. Отсюда возникает требование подготовки, во время которой нужно восполнить и укрепить иньскую энергию.

Деление на *инь* и *ян* достаточно условно, и здесь оно означает следующее. Укрепление и собирание энергии называется иньской стороной любого процесса, а взращивание и распространение – янской стороной того же самого процесса. Как правило, в развитии сначала преобладает иньская сторона «закладки фундамента», а затем акцент переносится на янскую сторону «постройки здания». Рубежом, означающим смену качества процесса в целом, служит завершенность всего, что происходило в прошлом, и определенность в намерениях на ближайшее будущее.

Следует отметить, что только одно из четырех основных направлений в даосизме принимает позицию укрепления иньской энергии. В остальных школах ученики сразу начинают взращивать янскую энергию. Однако именно в этом направлении учитывались особенности женской структуры, а остальные принимали в основном мужчин или подготовленных женщин. Готовность предполагает не просто преобладание ян, а явную причастность даосскому пути, очевидную с детства. Рождение в семье практикующих или необычные знамения отмечают благоприятное стечение обстоятельств, сложившееся в силу прошлой кармы. В противном случае женщина, в изобилии наделенная янской энергией и нацеленная на социальную активность, будет просто сжигать ее в своей деятельности. Обычной иньской женщине, находящейся в обществе, еще важнее сохранять энергию.

К общим принципам развития относятся сосредоточение, раскрытие, собирание и увязывание. Задача сохранения энергии неразрывно связана с ее упорядочиванием, укреплением и взращиванием. Невозможно собрать и сберечь хаотичную энергию, пока не удается придать ей какие-то границы. А для того чтобы удержать энергию в границах, нужно навести внутри порядок, создать свой микрокосм. Сосуды, связи и ось – основные структуры для упорядочивания энергии в даосской практике. Их построению обычно предшествуют подготовка центров, наполнение *инь*-органов и желез, создание опоры.

Практика не только позволяет сохранить изначальную энергию. Выполнение техник тоже приносит наполнение, служит надежным источником дополнительной энергии. Перестроиться с зависимости от внешних источников на освоение способов вырабатывания энергии непросто. Поначалу мешают так называемые «барьеры» прошлой формы тела, однако известны способы их преодоления. Главное – принять то условие, что сохранение связано с наведением порядка внутри себя.

Сохранять можно три типа энергии. *Изначальная энергия* достается нам от родителей и хранится в почках. *Вырабатываемая энергия* образуется внутри нашего тела железами и органами и пригодна для осуществления любой деятельности. *Воспринимаемая энергия* приходит извне, мы впитываем ее от людей или различных «мест силы». Неудивительно, что после отдыха на природе или праздника мы полны свежих сил. В серьезной даосской практике используется сложная классификация энергии: деление на *цзин, ци, шэнь*, дальнейшее подразделение этих видов энергии и т. д. Для простоты мы ограничимся делением только на *инь* и *ян* –

«женскую» и «мужскую», или сдерживающую и развивающую энергии.

Практика предназначена для обретения независимости от внешних источников. Она положительно влияет на нас при любых исходных данных. Вот почему основное внимание следует уделить именно той энергии, которая вырабатывается естественным образом внутри тела. Ведь научившись сохранять данный вид энергии, можно развивать саму способность организма к вырабатыванию энергии. В человеческом теле энергия вырабатывается постоянно всеми частями и органами, но она непрерывно тратится. Например, энергия расходуется при любом возбуждении, сексуальном или эмоциональном. Затратно даже ментальное возбуждение при одержимости какой-то маниакальной идеей. Для тела подобный допинг имеет физиологическое значение: встряска тонизирует железы и поддерживает иммунитет.

В женском теле энергия вырабатывается в основном в печени и почках и связана с кровью. Именно поэтому в наибольшей мере она теряется в период менструации вместе с кровью. Особенно велики энергетические траты при подверженности чрезмерным эмоциям. Сохранение энергии, связанное с ее упорядочиванием, осуществимо лишь после восстановления природного цикла месячных. Менструация исходно предназначена для очищения и обогащения крови, которое ведет к обогащению энергии. Все практики, позволяющие создать в теле условия для сохранения энергии, связаны с личным циклом.

Порядок и подбор практик

«Если мы искажаем естественный ритм своего развития, при котором нарушается глубина понимания своей природы и исчезает естественная радость и наслаждение жизнью, то можно считать, что мы оказались в потоке мутной реки, скорость которой предопределила нашу возможность потерять себя. В результате мы обречены бултыхаться и нестись на такой скорости, при которой даже не успеваем подумать, как выбраться на берег... Сначала нужно выбраться из этой реки, потом научиться жить в другом ритме, может быть и не

таком насыщенном, но своем, а затем уж его обогащать». (Бен Челеро)

Прежде всего вам нужно разобраться с менструальным циклом, который задает ритм женского существования. Все практики должны соотноситься с циклом: в разные периоды уместно выполнять различные действия по отношению к самой себе и внешнему миру. В идеальной модели все фазы цикла совпадают с лунными ритмами. Однако поначалу вы можете отталкиваться от реального положения дел. Главное – наблюдать за прохождением основных фаз цикла, стараться учитывать их при выборе тех или иных действий.

В менструальном цикле выделяются четыре фазы. Менструация и овуляция – это «полюса» преобладания янской и иньской энергий. Кроме того, между ними протекают два процесса: после менструации возрастают иньские качества и убывают янские, а после овуляции – наоборот. Овуляция ощущается большинством женщин не столь явно, как менструация. При сбитом цикле примерное наступление овуляции нужно отсчитывать от менструации, и это важно. После овуляции наступает единственный период, когда женщине можно и нужно работать над взращиванием янской энергии.

Идеальная модель месячного цикла в соответствии с лунными ритмами выглядит следующим образом. При хорошем здоровье менструация длится всего три дня. На полнолуние приходится средний, или второй день, когда кровотечение сильнее всего. Всякая женщина ощущает этот день как переломный момент. В данной точке цикла *ян* достигает предельного выражения и одновременно сменяется склонностью к проявлению *инь*. Сохранение энергии непосредственно в период менструации должно носить характер очищения. Точнее, следует называть его рафинированием, включающим выделение и очищение. Особые практики для периода менструаций разработаны в латиноамериканской традиции.

За менструацией следует иньский период убывания луны и обращение к собиранию вовнутрь. Пик собранности приходится на новолуние и точку овуляции. Этот период подходит для работы с женскими практиками, которые сосредоточены на укреплении и собирании энергии. Новолуние отмечает середину условно трехдневного периода овуляции, хотя его трудно зафиксировать. Затем начинается янский период цикла, вполне подходящий для «мужских» практик, вроде *тайцзи* или *багуа*.

Ритм энергии тесно связан в женском теле с дыханием. Энергия, усвоенная за один дыхательный цикл, условно принимается за единицу, тогда как мужчина измеряет энергию «шагами», или витками спирали. Женщине важно понять свое дыхание, для чего требуется развивать чувства: слушание, видение, осязание и обоняние. В дальнейшем техники энергодыхания позволят повысить чувствительность вплоть до восприятия каждой клетки тела. Энергодыхание *инь* заложено в женской структуре, и на него стоит обращать внимание с самого начала. Дыхание связывает внутренний микрокосм и внешний макрокосм, а развитие происходит в непрерывном взаимодействии с окружающим пространством. Ритм дыхания важен для понимания ритма в целом.

Закон ритма необычайно влиятелен. От соблюдения женщиной цикличности перемен в теле и энергии зависит успех ее личного развития. Надо иметь в виду, что вам едва ли удастся сразу выйти на свой ритм. Внешние воздействия будут по-прежнему сбивать вас, пока вы не научитесь устанавливать и поддерживать нужный вам ритм. Но ориентироваться на него нужно с самого начала, соотнося каждое действие с лунными циклами. Вы должны решать, что делать и зачем делать, в зависимости от текущей фазы луны.

Цикличность не исчерпывает понятие ритма полностью. Так, женщина может разучивать круги *багуа* (см. ниже), опираясь на менструальный цикл и добавляя каждый лунный месяц по новому кругу. Но вы можете также чередовать четные и нечетные дни. Например, вы движетесь в четные дни по часовой стрелке, а в нечетные – в противоположном направлении. Настрой на ритм приводит нас к пониманию женской практики как танца. Этот танец может принимать самые замысловатые конфигурации и выглядеть как импровизация.

Тем не менее, в период подготовки важно не поддаваться на спонтанные проявления. Постарайтесь определить для себя последовательность практик и следовать заданному порядку. Такой подход исключит возникновение ложных ощущений, способных увести от реальной работы над собой в мир иллюзий. У вас могут возникать телесные ощущения, например, восприятие «лжецентра» внизу живота. Кроме того, вас может сбить с толку открытие внутреннего видения, вызывающее наплыв образов или звуков во время практики.

Несмотря на «откровения» продолжайте выполнять те действия, которые нужно выполнять в соответствии с выбранной практикой. Иными словами, если ваша рука должна описывать круги, а возникает сильное желание превратить их в овалы, то потакать себе заведомо неверно. Подобные желания исходят просто из прежней неупорядоченности, не позволяющей вам очерчивать идеальные контуры. Если вы будете принимать старые привычки за интуицию, то создать правильную форму не удастся никогда.

Психотехника в «критические дни»

Для того чтобы сохранить энергию и выйти на свой ритм, вам пригодятся определенные установки сознания. Прежде всего, вы должны заранее настроиться на цикличность происходящих изменений, уловить их ритм. Тогда вы сможете предвосхищать предстоящие смены янских и иньских периодов. Кроме того, не забудьте тщательно подготовить внешнее окружение. На время месячных вы должны обеспечить себе тишину и покой, оградить себя от чрезмерной активности. *«Ничего не вижу, ничего не слышу, ничего никому не скажу»* – под таким девизом следует проводить эти дни. Особенно это важно, если вы предрасположены к возбуждению и всегда находитесь в состоянии легкой взвинченности. Период месячных, когда он проходит в глубоком покое, помогает перестроить манеры поведения.

Настроение и расслабление

«Например, вам говорится, что необходимо расслабить живот... Что такое расслабить живот? Это означает расположить тело в такой позиции, чтобы живот мог расслабиться... Затем должно последовать наполнение мышц живота энергией, а иначе за счет чего он расслабляется?

Сознание может дать приказ только энергии. И если ее в животе недостаточно, то он и не расслабится...»(Бен Челеро

Расслабление предполагает, что вы усвоили первые два требования: сохранение энергии и осознание порядка действий. Для занятий даже простыми техниками нужно иметь верный настрой, иначе они не принесут нужного результата. Любые практики, изменяющие энергию и сознание, почти бесполезно делать наспех, отвлекаясь в мыслях на текущие проблемы. Вам необходимо заранее подготовиться: примите ванну, выпейте чай, сделайте массаж, полностью расслабьтесь. Тогда даже двадцать минут занятий принесут ощутимое наполнение. Такие рекомендации, как ванна и чай едва ли нуждаются в пояснениях. Давайте посмотрим, как создать правильный настрой путем расслабления и массажа.

Техника расслабления тела

Расслабление женского тела тоже имеет особенности. Если мужчина начинает расслабление со стоп, то женщина – с головы. Голова наиболее энергетически зажата, отсюда головные боли и склонность к излишним переживаниям. Расслабление предполагает изменение плотности тела. А оно достижимо вместе с развитием способности слушать тело. Вы можете сесть или лечь и приподняться в положение полу-лежа, но ваша поза должна быть естественной. Расслабление головы следует начинать медленными вращательными движениями. Далее, расслабление верхней части тела позволит энергии беспрепятственно течь, не стягиваясь к груди. Важно проследить, чтобы не пережималось горло. Следующий этап расслабления – позвоночник, откуда оно распространяется на все тело.

Особое внимание вы должны уделить расслаблению и энергетическому наполнению живота. В мужском варианте живот расслабляется в направлении вперед-назад. Женщина должна расслаблять живот, сканируя его внутренним взором вверх-вниз. Следите, чтобы дыхание не оказывало давления на органы в низу живота. Полезно совмещать расслабление с дыханием. В таком случае вы наполняете верхнюю часть живота на вдохе (сдвигая диафрагму вверх и расширяя живот) и раскрываете нижнюю часть на выдохе (наполняя матку). При этом живот должен не выпячиваться вперед, а расширяться в стороны. Такое движение создает опоясывающий поток энергии, или меридиан. Дышите непрерывно и свободно. У вас должно быть ощущение, как будто вдох и выдох не разделяются, а дыхание пропитывает все тело.

Расслабление тела вызывает расслабление всех систем организма: кровеносной, лимфатической, мочеполовой, дыхательной, пищеварительной. Все внутренние органы начинают лучше работать и обогащать тело энергией. Однако расслабление не означает потерю собранности. Важно не напрягаться физически, чтобы энергия могла пропитывать все тело, но энергия и сознание всегда остаются в состоянии легкого напряжения. Мысленно вы сосредоточены на текущем процессе.

Как правило, расслабление предшествует практике. На полное расслабление обычно тратится 10 минут, причем с каждым разом оно становится все более полным и глубоким. После него вы переходите к работе с орбитами или предварительным упражнениям. Но если поначалу вы решите ограничиться расслаблением, то отведенное для него время можно увеличить.

Массаж для пяти *инь*-органов

Массаж помогает пяти *инь*-органам усваивать энергию, полученную во время медитации, но может выполняться и отдельно. Для женщин он особенно важен в период менструации, ибо размеренные движения способствуют налаживанию цикличности. При выполнении есть только одно отличие от мужского варианта, но оно касается не только массажа, поэтому на него стоит обратить особое внимание. Когда ладони накладываются на тело одна на другую, то у женщин сверху должна быть левая рука, а у мужчин – правая. Движения совершаются в положении сидя, сначала нужно полностью расслабить живот. Внимание должно быть направлено на тот орган, который вы массируете.

- *Прохлопывание печени.* Поместите левую ладонь поверх правой, наложенной на печень. Совершайте мягкие хлопки с вовлечением в движение всего тела.

Посыл энергии в руки из центра тела сопровождается легким покачиванием всего тела при каждом хлопке. Цель – предотвратить сжатие энергии и угнетение душ Хунь.

- *Расширение селезенки.* Наложите ладони сверху на селезенку, а затем проведите ими по телу к бокам. При этом не должно возникать напряжение в плечах и локтях, а движения должны быть мягкими и легкими. Цель – разогнать энергию от центра к краям.

- *Вкручивание почек.* Наложите ладони горизонтально на почки, а затем совершайте круговые движения. При этом пальцы перемещаются вниз, а основание ладони – вверх. Вкручивание ладоней к центру выполняется с легким надавливанием. Цель – не позволить энергии уходить из почек вместе с кровью.

- *Удерживание легких.* Наложите ладони на тимус, а затем проведите ими по груди вниз и в стороны, задерживаясь по бокам на молочных железах. Ладони должны быть раскрыты и не оказывать давления на тело. Цель – избежать излишних эмоций и скопления душ По.

- *Успокаивание сердца.* Наложите ладони друг на друга и перемещайте по часовой стрелке в области сердца. Поглаживание должно быть очень медленным, а круги – как можно меньше. Чтобы не стянуть к сердцу лишнюю энергию, нужно не допускать напряжения в руках, плечах и груди.

Массаж занимает 15-30 минут, всего по 3-6 минут на каждый орган. Внешняя простота не должна вводить вас в заблуждение. Массаж не только помогает восстановить органы, но и готовит их к преобразованию энергии.

«Душ» для молочных желез

Очищение и укрепление молочных желез предваряет освоение специальной грудной орбиты. Тем не менее, оно просто в выполнении и безусловно полезно само по себе. Такое воздействие на грудь помогает очиститься от энергетического загрязнения, которое возникает при неразборчивости в сексуальных контактах.

«Душ» для молочных желез производится при помощи обычного стакана. Вы производите сначала скручивание к центру вокруг каждой груди, а затем выдергивание. Прием повторяется по девять раз с каждой стороны, но надавливание не должно быть сильным. Далее делаются мягкие круговые движения вокруг молочных желез. Ладонь огибает грудь, касаясь ее центральной точкой (*лао-гун*), но не натягивая кожу. Ладони движутся одновременно, по девять раз в каждом направлении.

Завершив вращение, центры ладоней нужно наложить на центры молочных желез и девять раз мягко нажать. Само нажатие происходит на выдохе. Во время вдоха к нему следует готовиться, стараясь ощущать центры ладоней. Перед нажатием желательно почувствовать пульсацию в ладонях, хотя ее отсутствие не означает бесполезности самого действия.

Для лучшего ощущения пульсации можно использовать дополнительное упражнение. Сложите ладони перед грудью, но не плотно, касаясь только кончиками пальцев. Затем создайте небольшое давление между ладонями. Пульсация важна потому, что массаж молочных желез производится вблизи от сердца. Если имеется аритмия, но нужно снять электрокардиограмму (ЭКГ) или обратиться к иглорефлексотерапевту традиционной китайской медицины. Влияние на сердце осуществляется через нормализацию работы канала перикарда, которая и происходит при вызывании пульсации между ладонями как обратное воздействие.

После массажа молочных желез можно переходить к орбите. На стадии разучивания можно посвятить массажу все 15-20 минут, отводимые для практики. На данный момент мы располагаем всего тремя техниками, если не считать психотехнику в критические дни: расслабление, массаж пяти *инь*-органов, «душ» для молочных желез. Каждая из них может носить характер самостоятельной практики. Попробуйте уже сейчас найти свой «ритм» их расположения в текущих буднях.

Прочерчивание контуров тела

«Женщина должна вспомнить язык вселенского общения. Энергия разговора должна взаимодействовать со всем – с зеленым растением, желтым песком, снежной горой. Плечи женщины есть горная прядь, ноги – белый песок, тело – голубое растение... Сколько ни смывать с себя внешней пыли и ни накладывать яркой краски, вы будете внутренне извергать свою вибрацию. Может далеко не каждый заметит, что именно эта вибрация формирует ваше пространство. Ваше пространство определяет фигуру и складывается в конфигурацию соответствующих фигур. Энергия неба и земли, силы четырех ветров в зависимости от этого взаимодействуют с вами» (ЧОМ)

В расхожем выражении «поддерживать себя в форме» отражено весьма смутное представление о форме как «хорошем самочувствии» и «приятном впечатлении» для окружающих. Женщина может думать при этом о цвете окраски волос и силуэте фигуры, но она поистине редко задумывается о своем внутреннем строении. Чаще всего полотно «внешнего вида» болтается как на вешалке на напряженных плечах, будь они гордо расправлены или испуганно зажаты. На самом деле, внешность должна в деталях отражать состояние энергетической структуры.

Пространство, занятое телом и энергетическим полем, можно представить в виде простых геометрических фигур. На энергетическом уровне они играют роль форм, наполненных разными субстанциями физического тела. Прочерчивать эти контуры в своем осознании нужно начинать с восприятия тела в целом, постепенно уточняя детали. Не спешите изучать акупунктурные точки на хитроумных траекториях каналов досаждающих органов. В этом нет никакого смысла, если вы не можете просто расслабить тело, ощущая его целостность.

Существуют простые основы тела: единый центр, ось и сфера, орбита и опоясывающий меридиан, три малых сферы (голова, грудь, живот), пять иньских органов. Постепенно можно добраться до ощущения меридианов и отдельных точек, но начинать нужно с целого.

Неподвижность и медитация

«Видение себя возможно только через чувствование себя. Это важно. Очень важно чувствовать себя. Наблюдать свои чувства. Получается, что мы замораживаем часть своего тела, своих органов. Если они хорошо заморожены, то женщина находится в анабиозе и действует только теми органами, которые у нее разморожены и чувствительны. Если же органы и части тела заморожены плохо, они рано или поздно начинают портиться с соответствующими последствиями. Как земля имеет разные полюса и ландшафт, так и женщина...» (ЧОМ)

Под медитацией в даосизме понимается не отвлечение сознания от тела, а наоборот – погружение сознания в протекание процессов внутри энергетической формы. При полной внешней неподвижности сознание управляет движением энергии в теле. Визуализация его контуров связана с ощущением неких областей, заключенных в этих контурах. Медитацией становится любая практика, вроде монады для головы и живота или различных орбит, к которым мы скоро перейдем.

При выборе неподвижной позы для медитации женщине нужно учитывать горизонтальную ориентацию своей структуры. Дело в том, что всякая структура состоит из энергетических связей, горизонтальных и вертикальных. В положении лежа преобладают горизонтальные связи, и женщине не нужно о них задумываться. В положении сидя вертикальные и горизонтальные связи следует отслеживать, чтобы они уравновешивали друг друга. В положении стоя преобладают вертикальные потоки энергии, с которыми женщине не справиться.

Поначалу приемлемо положение лежа, удовлетворяющее условию горизонтальной ориентации структуры само собой. Допустимо также одно из положений сидя при выстраивании связей в горизонтальной и вертикальной плоскости. Положение стоя тоже возможно – это «столб», но оно наиболее янское. Мы поговорим о нем в связи с «мужскими» практиками для женщины, а на начальном этапе оно не рекомендуется.

Само положение можно рассматривать как своеобразную практику. Умение «правильно сидеть» или «правильно лежать» требует развития качественного внимания. Те же самые качества понадобятся вам для дальнейшей медитации в принятом положении. Так, выстраивание связей в горизонтальной плоскости уже предполагает, что нужно наладить сущностные связи между частями тела. Способность привнести в структуру некий новый порядок напрямую зависит от силы сосредоточения.

Какое-то время можно посвятить тому, чтобы просто научиться принимать то или иное положение. Важно удерживать его как можно дольше, не теряя нужного качества. В действительности, само положение будет совершенствоваться по мере практики. Но сначала нужно задать некие исходные параметры, а затем их можно корректировать. Кроме соотношения горизонтали и вертикали есть и другие условия для медитации, тоже связанные с ориентацией тела в пространстве.

В положении сидя стопы, колени и бедра создают горизонтальную основу. Тазовая область находится чуть выше скрещенных ног, на тугой подушке или скамеечке. Живот должен быть расслаблен, а пространство в промежности свободно. В таком случае не нарушается циркуляция энергии в ногах и внизу тела. Позвоночник следует вытянуть вверх, как бы подвесив голову за макушку. Проведите внимание по позвоночнику снизу вверх. Проследите за открытостью области крестца и поясницы, расправьте зону между лопатками и натяните шейный отдел, слегка вжимая подбородок вовнутрь.

Немаловажны детали. Плечи не поднимаются вверх и не зажимают грудь, а опущены вниз, чтобы энергия могла плавно стекать через локти. Не следует перекрывать точки около подмышечных впадин. Ладони лежат на коленях, если те не закрыты полотном от «злого ветра». Когда колени укутаны, руки занимают положение возле тела: правая кисть вложена в левую ладонь, а большие пальцы соединены. Обратите внимание на лицо: язык касается нёба, скулы расслаблены, глаза полуприкрыты. Взгляд направлен прямо перед собой, но не фиксирован на чем-либо конкретном.

Движение: спираль, маятник

«Когда приобретается сила движения, тело начинает напоминать антенну, через которую дух впитывает силу неба… В отличие от мужчины женщина приобретает скольжение телом. Это состояние называется состоянием русалки. Ее тело

рассекает пространство, изгибаясь и вибрируя. Тело становится настолько собранным, что окружающий мир начинает напоминать плотную массу, которую женщина рассекает, изгибая каждый участок тела и в то же время расслабленно, давая внутренней природе максимально выражать свою силу».(ЧОМ)

Медитация в неподвижном положении позволяет нам сосредоточиться на внутреннем движении энергии. Но зачастую его проще совмещать с движением внешним. Таким образом, мы получаем медитацию в движении, на чем построены многие даосские практики. Среди них наиболее известна *тайцзи-цюань*, но существуют и другие направления даосизма. Тем не менее, движение означает для женщины нечто иное, чем для мужчины. Независимо от конкретных практик следует учитывать характерные детали. Это позволит связывать движение энергии в вашем теле с движением тела во внешнем пространстве.

Специально для женщин разработаны особые техники, в которых используется движение в положении стоя, сидя и даже лежа. Так, для работы со стопами используются конкретные последовательности шагов. Комплекс *Дао-инь* выполняется в положении сидя, но включает в себя движение корпуса и рук. При работе с сухожилиями меняются различные позы в положении лежа. Движение в горизонтальной плоскости особенно характерно для латиноамериканских практик во время менструации. Они довольно органично встраиваются в распорядок даосских практик.

Женщина владеет основой покоя – энергией *инь*, но разобраться с основой движения непросто, ибо она создается янской энергией. В естественном состоянии любая женщина теряет энергию при всяком движении, а восполняет ее только в покое. Занимаясь мужскими практиками, вы должны отслеживать, чтобы с каждым движением энергия направлялась внутрь. Для мужчины естественно обратное положение дел: при каждом движении энергия расходится от центра к поверхности. Собранная внутри энергия должна сохраняться в едином центре, иначе она превратится в эмоции.

Правильный подход – зеркальный: двигаться там, где мужчина неподвижен, но сохранять неподвижность там, где мужчина движется. В процессе движения вы должны направляться влево там, где мужчине следует сделать поворот вправо. Соответственно, вы движетесь вправо, если мужчина поворачивается влево. Однако такой ритм сложно установить с самого начала. При разучивании можно копировать движения мужчины.

Точно так же зеркально строится и проработка иньской и янской энергии внутри женского тела, связанная с дыханием. Когда стоит задача укрепления *инь*, движение вниз сопровождается для женщины выдохом, а вверх – вдохом, сжатие – выдохом, а раскрытие – вдохом. Когда же акцент делается на усиление *ян*, то соотношение дыхания и движения прямо противоположны. Далее, когда у женщины вообще преобладает янская энергия и она чрезмерно активна, ей нужно обращать внимание на статические практики. Когда же она затоплена иньской энергией и становится совершенно инертной, акцент смещается на динамические практики.

Противоположность между женским покоем и мужским движением постепенно уравновешивается внутри самой женщины. Основы даосской практики для мужчин и женщин диаметрально противоположны: у них единый исток, разные движения и общая цель. Используя некие последовательности движений, женщина познает законы ритма, соотношение движения и покоя. Вместе с тем, она обнаруживает возникновение в теле новых ощущений. Так происходит выход на свой ритм.

Спираль

Сохранение энергии предполагает ее закручивание по спирали. С древнейших времен многие практики отражали это стремление, хотя и различались внешне. Мужчина совершал внешне простые движения, работая над созданием спирали внутри. Женщина воплощала собой спиралевидное движение в танце. Однако внешнее вращение всегда опиралось на внутреннее закручивание энергии. В современном обществе женщине приходится находиться в движении гораздо чаще, чем она способна вынести без ущерба для собственной природы. Она не в состоянии контролировать активную энергию.

Вертикальное положение тела, задающее вертикальное направление энергии развития, заставляет ее двигаться по прямой линии. В теле мужчины активная энергия закручивается по спирали сама собой. В женской структуре энергетические центры ориентированы в горизонтальном направлении. Женщине нужно уловить энергию и преобразовать ее в различные орбиты внутри тела. Для собирания энергии в спираль больше всего подходит положение, при котором поверхность живота параллельна земле. Закручивание энергии происходит против часовой стрелки (связывание вокруг центра), а у мужчины – наоборот.

Маятник

Восстановление спиралевидного движения энергии в горизонтальном положении не отменяет необходимости усваивать энергию в социальной зоне «мужского» развития. Чтобы обрести устойчивость в движении среди внешних потоков, нужно как бы «укорениться», закрепив основание энергоструктуры в вертикальном положении, неестественном для женщины. С этой целью можно использовать челночный, или маятниковый принцип. Следование ритму качания позволяет более плотно «увязывать» энергию. Увязывать энергию – значит, создавать направленные потоки, воспроизводящие правильную структуру. В противном случае энергия движется хаотично, отчего она теряется либо производит нежелательные спонтанные реакции в теле и сознании.

Упражнения, отвечающие челночному (маятниковому) принципу, представляют собой различные покачивания тела в положении сидя. Выбор такта покачивания и наилучшего положения тела остается за женщиной. Ритм должен отвечать ощущению взбалтывания энергии в нижней части тела. Например, можно сесть на пятки, опустив сведенные вместе колени на пол и положив руки на бедра. Далее следует чередовать наклон вперед и возврат в вертикальное положение, следя за сохранением прямой спины. Такие движения помогают уловить и установить собственный ритм.

Голова – грудь – живот

«Человеческое тело имеет свое значимое понятие духа, который должен высвободиться из заточения и занять подобающее ему место. У женщины хранилище духа – печень, корень – сердце. Мы никогда не приблизимся к всевышнему духу, покуда будем обманывать себя частичной правдой. Правда целостна, она вмещает в себя все, она дает объяснение всему. Чтобы понять целостность правды, надо научиться усваивать частицы действий... Стопы, матка, пупок, грудь, затылок постоянно поглощают энергию вокруг нас и высвобождают излишнюю. Если мы прислушаемся к дыханию этих органов, то услышим звук природы, наполняющей нас»(ЧОМ)

Собирать тело можно по периферии или по отношению к центру. Первый путь признается более качественным для серьезной трансформации. Но связывание по периферии должно завершаться центрированием, без которого тело «рассыплется», если на него не хватит времени. Второй путь проще для представления и коррекции, создания стабильности в самом процессе.

Присмотримся к обоим вариантам пристальнее, чтобы выбрать наиболее подходящий для нас. В первом случае мы начинаем работать с внешними контурами, переходя от орбит, охватывающих тело, к внутренним центрам, в которых сосредоточена основная энергия. Во втором случае мы сразу начинаем работать с единым центром, постепенно распространяя проработку на все более пространные орбиты, пока не охватим все тело. Ясно, что проще исходить из одной точки, а потом наращивать структуру, чем пытаться скоординировать все внешние построения в едином центре. Но привыкнув смотреть на тело извне, лучше заранее нарисовать общий план.

Здесь мы сначала рассмотрим внешние контуры, которые очевиднее и насущнее, а затем попробуем создать предощущение центра, который предстоит построить. Тело можно представить как «снеговика», состоящего из трех пропорциональных сфер, поставленных друг на друга. Внизу оказывается большая сфера, посередине – средняя, а вверху – самая маленькая. Нижняя сфера строится относительно центра живота, средняя – центра груди, а верхняя – центра головы. Границами сфер выступают промежность и диафрагма, диафрагма и ключицы, ключицы и макушка. Нижняя точка нижней сферы и верхняя точка верхней сферы служат полюсами на оси. Заключенный между ними отрезок принимается за диаметр общей сферы, внутри которой находится весь «снеговик».

В такой модели великолепно сочетаются устойчивость пирамиды и подвижность шара. Каждый «снежный ком» можно уплотнять и наращивать. Для женщины форма «снеговика» особенно актуальна в силу особенностей строения иньской структуры. При подобной форме упрочивается устойчивость нижней части тела и учитывается горизонтальное строение энергоструктуры. Это позволяет наполнять сферу живота и расслаблять сферу головы.

Вызывающая энергетические проблемы связь «голова – живот» требует расслабить «сферу головы» и наполнить «сферу живота». С этой целью можно использовать две простейшие техники, вызывающие вращение энергии в теле по двум «монадам». Существует семеричная орбита для головы и семеричная орбита для матки. Монады в голове и животе создаются путем мысленного вращения. Но так мы прорабатываем только две крайние сферы.

Вся неконтролируемая энергия скапливается в области груди, создавая ощущение комка. Для избавления от «засилья» низших душ *По* применимо упражнение на открытие и закрытие груди. Ощущение сферы груди задается движениями тела, при которых чередуется выпуклость и вогнутость груди. Таким образом можно привести в порядок среднюю сферу, промежуточную между верхней и нижней.

Все три подготовительных упражнения рекомендуется выполнять три месяца, прежде чем переходить к освоению орбит. Начинать и заканчивать занятия лучше с легкого простукивания или массажа всего тела. Спустя три месяца регулярной практики можно переходить к упорядочиванию энергии с помощью малой космической орбиты в ее женском варианте.

Монада для головы

Ослабить зависимость мозга от давления энергии *инь* позволяет семеричная орбита для головы. Напряжение снимается, когда движению энергии придается вполне определенное направление, образующее форму монады. В сфере головы можно выделить несколько плоскостей, ограниченных окружностями. С каждой из них нужно работать отдельно.

Движение можно начинать с верхней точки по кругу, далее по монаде через центр, затем с нижней точки в другую сторону по кругу, далее снова по монаде через центр, возвращаясь в исходную точку по кругу. Такое движение представляет собой восьмерку, которая замыкает вращение энергии по кругу через центр. Постепенно возникает состояние, которое позволяет преодолеть застой, снять напряжение и вызвать плавное вращение энергии.

Монада для живота

Расслабление сознания требует перемещения процессов восприятия в живот, что предполагает его укрепление. С этой целью используется та же техника, но движение энергии должно приводить, напротив, к ее уплотнению. Хотя она носит название «семеричной орбиты для матки», вращение охватывает сферу живота в целом с центром в матке. Пока не удается реально почувствовать движение по монаде, можно ограничиться простым движением по кругу, что касается также и сферы головы.

Избавление от комка в груди

Для того чтобы растворить уплотнение в груди, можно использовать упражнения на открытие и закрытие груди. Простейшее из них состоит в чередовании выпуклости и вогнутости груди в положении сидя. Движение делается 36 раз: когда тело вогнуто, расслабляется сердце, а когда выгнуто вперед – грудь.

Когда есть время, можно выполнять комплекс из пяти движений. Старайтесь не создавать напряжение в связках и суставах и расслаблять грудь при раскрытии. Вас потянет зевать и поваляться, что свидетельствует о высвобождении энергий, называемых душами По. Это нормально, но нежелательно забываться и засыпать.

Техники обретения целостности

«В принципе, не важно, чем вы занимаетесь; важно, чтобы при этом вы пытались разобраться с тремя основными формулами практики: сознание, энергия и тело. И именно с тремя одновременно, не давая тем самым одному обмануть другое. Ибо что получается у нас? Мы либо развиваем мозги, теряя энергию: либо развиваем энергию, теряя тело; либо развиваем тело, теряя мозги. Как это соединить? В этом и есть искусство практики. Только соединив три компонента воедино, можно говорить о целостном виде системы».(Бен Челеро)

Пока мы очертили лишь самые общие контуры тела. При выделении трех основных сфер мы пытались направлять энергию осознанием, прислушиваясь к ощущениям в теле. Среди техник наибольшее значение для обретения целостности и связности всего тела имеют различные орбиты. Это замкнутые контуры движения энергии, создающие постоянные потоки, которые поддерживают и усиливают единство энергетической системы.

Для женщин существуют специальные орбиты для груди и матки, поддерживающие состояние наполненности женских органов. Освоение орбит, общих для мужчин и женщин, отличается в женском варианте направлением потоков и ориентацией плоскостей, в которых расположены их контуры. По большому счету орбиты тоже делятся на янские и иньские – мужские и женские. Иногда для женщин важно работать с мужскими вариантами орбит для развития янской энергии. Просто это нужно делать в правильно выбранное время и в верной последовательности.

Кроме орбит к структурным элементам тела относятся единый центр и ось тела. На самом деле, есть множество параметров, проработка которых позволяет повысить степень связности и энергетической полноты. Но здесь мы не намерены уходить дальше техник, которые можно схватить вниманием в двух-трех простых действиях. Тем не менее, их постоянное повторение позволит женщине восстановиться в качестве таковой.

Мы остановимся на трех взаимосвязанных техниках. Во-первых, это орбиты для груди и матки, охватывающие соответственно верхнюю и нижнюю часть туловища. Во-вторых, малая космическая орбита и опоясывающий меридиан, создающие вертикальный и горизонтальный замкнутые контуры. В-третьих, единый центр и ось, задающие систему координат, позволяющую соблюдать симметрию при проработке деталей тела.

Орбиты для груди и матки

«Нормально ли для женщины не хотеть иметь детей и не принимать даже понятия "беременность"?...» – *«Здесь целый комплекс вопросов, который я хотел бы обрубить вот чем. Если вы занимаетесь серьезно, то рано или поздно вы проходите все те же ощущения, которые связаны с беременностью, но только на более высоком уровне. Ведь, в принципе, посредством практики вы воспроизводите весь процесс зачатия, формирования и развития [бессмертного зародыша]... Работать с молочными железами и половой сферой необходимо всем. Это сильные, энергоемкие сосуды, которые должны обязательно участвовать в общей энергосистеме организма».* (Бен Челеро)

Укрепляющие орбиты для матки и груди помогут вам подготовиться к малой космической орбите. Но, как и в случае с монадами для головы и живота, это не означает их второстепенности. Для того чтобы данные техники придавали вашему телу целостность, смотрите на них как на самостоятельные практики. Кроме того, они могут пригодиться в процессе дальнейшей работы. Маточная орбита связывает матку с поясничным меридианом, а орбита молочных желез укрепляет связь с ритмом.

Маточная орбита обычно называется *ци*-орбитой, а орбита молочных желез – *цзин*-орбитой. Эти названия показывают связь между обеими орбитами. Маточная орбита задействует одно из качеств энергии, которое позволяет матке создавать другое качество энергии, а его вырабатывают молочные железы. В свою очередь, орбита для молочных желез преобразует выработанную энергию в ту форму энергии, которая использовалась для работы с маткой. Таким образом, нужное качество энергии усиливается во всем теле. Обе орбиты взаимно поддерживают циркуляцию друг в друге и наполняют все тело.

Орбита для матки

Орбита состоит из двух частей, общим началом которых выступает точка в центре промежности – между вагиной и анусом *(хуэй-инь)*.

В первой части от точки *хуэй-инь* энергия движется двумя потоками вверх до точки пересечения *(гуань-юань)*. Отсюда они снова расходятся и направляются к двум центрам *(вей-бао)*, расположенным спереди на поясничном меридиане, симметрично по обе стороны от средней линии. Затем они сходятся по поясничному меридиану до средней точки *(ци-хай)* и опускаются одним потоком по переднесрединному меридиану до исходной точки в промежности.

Вторая часть орбиты в точности совпадает с первой частью до первой точки пересечения потоков, а затем воспроизводит прежний контур, только не спереди, а сзади. Иными словами, потоки расходятся к точкам на поясничном меридиане, расположенным на спине *(яо-янь)*. Затем они встречаются в средней точке *(минь-мэнь)* на позвоночнике и по заднесрединному меридиану возвращаются единым потоком в исходный центр.

Описанные две восьмерки, смыкаясь в промежности, чередуются и образуют единую систему, охватывающую область матки. При длительном повторении орбиты возникает пульсация в матке. Женщина может управлять ритмом этой пульсации по собственному желанию. Наличие подобных ощущений – показатель накопления энергии, которую можно сохранять и развивать.

Вам будет трудно ощутить на поясничном меридиане центры, с которым должна быть связана матка, пока они не активизированы. Можно приблизительно определить их положение, положив центр ладони на центральную точку поясничного меридиана (спереди или сзади тела). При горизонтальном расположении ладони указательный палец окажется на одном из центров. Второй центр обнаруживается при помощи другой ладони.

Приведенное описание не должно вызывать сложностей при выполнении, если соотнести его с рисунком. Главное – добиваться появления реального ощущения самой орбиты и пульсации в матке.

Орбита для груди

Следующая орбита выглядит еще проще. Движение начинается от центральной точки между ключицами *(тянь-ту)*. Оттуда два потока расходятся вниз и в стороны, огибая двумя петлями обе груди и опускаясь в точку соединения нижних ребер *(цзюй-цюе)*. Затем поток движется в обратном направлении, снова огибая обе груди и возвращаясь в исходную точку. Точно так же можно описывать круги вокруг грудей не одновременно, а поочередно.

Реальное ощущение орбиты возникает при установлении связи движения энергии с молочными железами. Сама эта связь достигается путем сосредоточения внимания на проведении энергии в теле. Таким образом, мы снова подчеркиваем целостность сознания, энергии и тела. Но циркуляцию орбиты лучше не связывать с дыханием, чтобы не подпитывать души *По*, избавлению от которых было посвящено упражнение в предыдущей главе.

Это довольно важная техническая деталь. Для женщины ритм естественным образом связан с дыханием, поэтому совмещение орбиты с дыханием возникает само собой. Однако это будет приводить к ощущению комка в груди, рассасыванием которого мы занимались выше. Иными словами, если не обратить внимание на эту деталь, то женщина может начать «вредить» себе одной практикой и исправлять ситуацию с помощью другой практики. И так до бесконечности.

Главные «иньские» орбиты

«Однажды во время медитации мне пришло в голову, что направление потока ци у мужчин и женщин должно быть разным. Освоив метод микрокосмической орбиты, я начал учить пациентов и своих учеников использованию разработанного мною метода цигун для улучшения потока ци. Я обнаружил, что мужчины добиваются хороших результатов, а женщины – нет. Мне никак не удавалось решить эту проблему, поэтому я прислушался к своей интуиции и начал помогать женщинам направлять ци в противоположную сторону. Это отлично сработало». (Тосихико Яяма)

Малая космическая орбита – наиболее известная из орбит по многим источникам. Она состоит из двух главных энергетических каналов в теле: переднесрединного и заднесрединного. Эти потоки смыкаются в промежности посредством легкого напряжения мышц, а в ротовой полости – путем прикосновения языка к верхнему нёбу. Обычно при описании указывается направление потока вверх сзади и вниз спереди. Но для женщины характерно течение энергии в обратную сторону. Только при определенных условиях она может использовать «мужской» вариант кручения орбиты.

Кроме малой космической орбиты важна орбита «воды», поскольку данная стихия отражает «текучесть» женской природы. Необходимо остановиться и на горизонтальной орбите, совпадающей с поясничным меридианом. Он опоясывает энергетический резервуар тела, заданный малой космической орбитой в вертикальной плоскости. В целом, достигается активная циркуляция энергии при полной управляемости отдельных потоков. Вы сможете надежно удерживать энергию в пределах собственной структуры.

Малая космическая орбита

Малая космическая орбита естественным образом управляет всеми каналами тела, поскольку состоит из двух главных каналов в теле. Заднесрединный меридиан проходит по средней линии спины и называется каналом управления. С ним соединяются все центробежные меридианы, по которым энергия расходится к периферии тела. И наоборот, переднесрединный меридиан проходит по средней линии передней стороны тела и называется каналом зачатия. В него впадают центростремительные меридианы, по которым энергия стягивается со всего тела и вливается в основное энергетическое русло.

Ритм движения энергии в малой космической орбите задает скорость и наполненность течения по всему телу. Поток расходится от центральной линии спины и собирается к центральной линии живота и груди. Важно восстановить естественную циркуляцию энергии в малой космической орбите. Это позволит вам сразу перейти к намеренному и управляемому развитию качества самой энергии и структуры ее движения. Сам по себе контроль орбиты создает нужные условия развития.

Движение по малой космической орбите, когда поток движется вверх по спине и затылку, а вниз по лицу, груди и животу, способствует развитию янской энергии, поэтому такое направление естественно для мужчины. Для женщины вращение орбиты отличается от мужского варианта, если она ведет активный образ жизни. Сильное развитие янской энергии без укрепления иньской основы вызывает у женщины повышенную возбудимость. Стресс заставляет сжигать энергию в избыточной деятельности и чрезмерных эмоциях.

Существует несколько вариантов орбиты специально для женщин, позволяющих укрепить природную иньскую энергию. Чем правильнее построена работа с иньской основой, тем больше возможностей для усиления янской энергии. Но тогда оно будет происходить без ущерба для собственной структуры. Наоборот, женщина создает себе дополнительные условия для развития. Когда вы крутите орбиту в обратную сторону, это позволяет упорядочить иньскую энергию без ее непомерного наращивания. При этом янская энергия не «сжигает» природную основу женственности.

Равновесие иньской и янской энергий достигается путем работы с обоими каналами, образующими замкнутый контур малой космической орбиты. Заднесрединный канал имеет янскую природу, но обращение потока позволяет выделить в нем иньское качество замедления распространения энергии.

Переднесрединный канал, наоборот, имеет иньскую природу, а обращение потока придает ему янское качество оптимизации процессов, стягивающих энергию к единому руслу. Выделение в каждом из каналов качеств, характерных для другого, связывает их в целостную систему. Она задает ритм пульсации тела, удерживания непрерывное расширение и сжатие в заданных границах.

Можно описать тот же самый процесс несколько иначе. Заднесрединный канал имеет янскую природу, а переднесрединный – иньскую. Однако обращение потока способствует переходу каждой из энергий в свою противоположность. В янском канале зарождается инь, а в иньском – ян. Соответственно, каждый из каналов находит естественное продолжение в другом, хотя и значительно суженное. Прохождение энергии того и другого качества по целостной системе из двух каналов заставляет ее то расширяться, то сжиматься. Тем самым задается ритм пульсации всего тела.

Завершение периода подготовки определяется просто. Научившись чувствовать поток энергии при кручении орбиты в обратную сторону, в какой-то момент женщина обнаруживает, что энергия сама начинает течь вспять (по «мужскому» варианту). Это часто происходит спонтанно в «янский» период менструального цикла. Вы можете осуществлять обращение потока в это время намеренно. Именно тогда женщина имеет возможность использовать любые «мужские» практики.

Энергия всегда будет двигаться туда, куда она сама по себе должна двигаться, поэтому при явно выраженной тенденции не следует ей препятствовать. Сознательно направлять энергию приходится лишь на начальном этапе, когда нужно упорядочить хаотичное движение или преодолеть затрудненное движение энергии. Когда поток налажен, можно использовать его в качестве основы для дальнейшей работы со всей структурой.

Движение энергии удобно связывать с дыханием и ритмом чередования акцентов на работе с *инь* и *ян*. Вдох соответствует иньскому качеству наполнения, а выдох – янскому стремлению к проявлению во внешнем мире. Женщине рекомендуется совмещать вдох с опусканием энергии вниз по спине, а выдох – с подъемом энергии вверх по животу и груди. Когда же произойдет смена направления потока энергии, поменяется и работа с дыханием.

Второе отличие ритма практики состоит в длительности движения потока по передней и задней сторонам тела. Сочетание направления, усилия и внимания должно начинаться для мужчин в янском заднесрединном меридиане. Женщина исходит в своем сосредоточении из иньского переднесрединного меридиана. Причина в том, что заднесрединный меридиан направлен на развитие энергетической структуры тела, а переднесрединный – на ее обогащение. Первое важнее для мужчины, а второе – для женщины.

Согласно идеалам даосизма, ритм сердца равен 60-ти ударам в минуту на протяжении одного дыхательного цикла (одно дыхание в минуту)! Однако это соотношение должно выполняться естественно, а не насильственно. Немногие могут похвастаться полноценным дыханием, при котором один вдох-выдох сам собой растягивается на целую минуту! Тогда время прохождения энергии по орбите для женщин составляет 40 ударов по передней стороне и 20 ударов – по задней. Для мужчин, как всегда, наоборот. Эта разница объясняется тем, что женщине требуется больше времени на собирание энергии, чем на раскручивание, а мужчине – наоборот.

Если названное соотношение вообще недоступно, его можно сократить в соответствующей пропорции 2:1 для налаживания ритма. Но лучше просто пока не связывать орбиту с дыханием. В первом варианте вдох вниз по задней стороне тела вдвое короче, чем выдох вверх по передней стороне тела. Это доступно почти при любом естественном ритме. При подготовке к растягиванию дыхательного цикла обратите внимание на расслабление живота, от которого зависит движение диафрагмы. Иными словами, иногда имеет смысл вернуться к самому началу периода подготовки – общему расслаблению.

Другие иньские орбиты

Практика не должна превращаться в механическое действие. Лучше не выполнять малую космическую орбиту с ежедневной монотонностью, а чередовать с другими орбитами.

Например, по четным дням работайте с малой космической орбитой, а по нечетным – возвращайтесь к подготовительным орбитам для матки и молочных желез. Поскольку орбита для матки связана с поясничным меридианом, будет укрепляться основной контур в горизонтальной плоскости, задавая правильный объем тела.

Раскручивание иньской орбиты связано с процессом увязывания энергии в матке. Естественным образом энергия собирается в матке во время иньского периода от менструации до овуляции, когда преобладают процессы сосредоточения и укрепления. В период овуляции орбита обогащает энергию в матке. В янский период от овуляции до менструации она распределяет энергию по всему телу. Для этого намного лучше подходит янский «мужской» вариант малой космической орбиты.

Для женщин важны иньские орбиты трех видов:

- горизонтальные орбиты;
- обращенные орбиты;
- орбиты *инь*-органов.

Горизонтальные орбиты помогают восстановить и укрепить естественную горизонтальную ориентацию. женской энергетической структуры. Кроме опоясывающего меридиана к ним относятся грудная и поясничная орбиты и многие другие.

В обращенных орбитах энергия движется против естественного потока в меридиане, способствуя укреплению иньского качества. Среди них существенна так называемая «регулирующая» орбита. Для женщин чрезвычайно важен гормональный обмен и состояние желез. Эта орбита захватывает половые железы и железы головы и предназначена для регуляции гормональной среды организма.

Орбиты пяти иньских органов, к которым обычно стягивается избыточная энергия, восстанавливают эмоциональное равновесие и углубляют истинное чувство наполненности и покоя.

«Единый центр» и ось тела

«Когда я полностью опускаюсь в живот, я перестаю понимать, что мне говорят, перестаю улавливать информацию головой. Но весь социум построен на линейных связях и именно через голову. Получается сильная нестыковка. Какие конкретно практики могут помочь в этом положении?» – «Да, вопросы пошли по существу... Отвечаю: пока не будет выстроен единый центр, полностью не опускайтесь! Работайте на создание единого центра!» (Бен Челеро)

В естественной для женщин энергетической структуре матка – это орган восприятия, куда стягивается энергия. Функции единого центра не присущи матке изначально как некоему трансформирующему сосуду, и в даосизме разработаны способы его построения. Хотя часто говорят «единый центр в матке», единый центр не расположен прямо в матке. Более того, ощущение в матке может даже создавать ложный единый центр.

Для простоты ограничимся общим подходом. Сейчас нас интересует создание установки на центрирование тела и применение особых последовательностей движений для осуществления этого замысла на энергетическом уровне. Оставим пока тонкости различения собственно единого центра как конкретной структуры и чувствования матки как первичной основы для его обретения. В любом случае на начальном этапе они недостижимы ни в восприятии, ни в осуществлении. Отметим лишь, что в действительности все не так просто.

Сжатие единого центра

Этот небольшой комплекс состоит из предельно простых движений. Но в нем задействованы как горизонтальное положение, так и центрированность тела по отношению к матке. Комплекс включает всего шесть позиций, причем две повторяются, а одна считается промежуточной. Полностью он называется «Четыре кардинальных сжатия единого центра для усиления работы сухожилий». Для того чтобы он в полной мере выполнял свои функции, нужно хорошо разбираться в делении энергии на *инь* и *ян*. Вы должны научиться точно ощущать разновидности каждой из них, а также характер их движения.

Наша задача сводится только к двум моментам: уловить характер горизонтальной практики; задать собственный ритм движения при сосредоточении на матке как центре тела. Нужно просто научиться сменять внешние позы, не ослабляя внимания к внутренним состояниям. Главное – ощущать тело в целом, привыкая к уплотнению энергии и повышению собранности. Вся практика выполняется лежа на спине с поворотами набок.

1. Руки и ноги раскрывают тело одним движением. Сжатие ощущается по всей задней поверхности тела, соприкасающейся с полом, и смещается от кистей и стоп к пояснице. Передняя поверхность, наоборот, совершенно расслаблена, особенно живот. Сжатие должно быть равномерным и не слишком сильным, чтобы не пережимать мышцы.

2. Стопы и кисти смыкаются на одной оси. При разведении коленей и локтей симметрично стопы слегка подтягиваются к промежности, а кисти – к голове. Замыкание должно сопровождаться полным расслаблением, чтобы вся впитанная в предыдущем положении энергия растеклась по телу и пропитала органы, которые готовы ее вместить. В основном, это кости, почки, печень и сухожилия. Однако не нужно специально направлять энергию куда бы то ни было.

3. Не смещая правую половину тела, повернитесь на правый бок, совместив руки и ноги по всей их длине. В этом положении печень вырабатывает энергию, поэтому его лучше принимать с 13 до 15 часов, когда не мешают иньские энергии. Следует напрячь всю поверхность правого бока, сохраняя расслабленной область печени, куда должна стягиваться энергия. Напряжение должно быть мягким. Создавайте его скорее вниманием, нежели мышцами.

4. Промежуточное положение – поворот на спину с вытягиванием рук и ног в одну линию. Ладони по-прежнему сомкнуты, выпрямленные ноги тоже соприкасаются по всей длине. Тело расслаблено, а натяжение задней и передней поверхностей тела одинаковое и не сильное.

5. При повороте на левый бок согните руки и ноги, чтобы тело приняло положение, как на правом боку. Теперь его назначение состоит в освобождении энергии печени, которая заполняет все тело, сохраняющее замкнутость. Внимание сосредоточено на текущем процессе.

6. При повороте на спину разомкните локти и колени, а стопы и кисти оставьте сомкнутыми. Таким образом, ваше тело снова оказывается во втором положении. Здесь завершается вся последовательность.

«Ось тела»

«Ось тела» выступает основой структуры в вертикальном положении. Это незаменимое понятие для объяснений построения техник и происходящих в теле процессов в «мужских» практиках: *багуа-чжан*, *тайцзи-цюань* и *синьи*. Поскольку укрепление иньской основы служит подготовкой к развитию янской энергии, концепция осевого центрирования тела должна быть воспринята женщиной уже на начальном этапе. Каждое движение нужно выполнять с явственным ощущением центральной вертикальной оси, проходящей внутри от макушки до промежности. В горизонтальных практиках, например, при сжатии единого центра, выравнивание тела тоже весьма существенно.

Сосредоточение на оси действует как рабочая установка в «женских» практиках в положениях сидя, например, в основном комплексе *Дао-инь*. Однако ни в коем случае не следует путать центральную ось с заднесрединным меридианом. Кроме того, энергия движется по оси не по прямой, а спиралевидно. Контур энергетического потока зависит от закрытого (иньского) или открытого (янского) положения тела в целом.

Часть 3.
Векторы возможных перемен

«Женский путь» преображения

«...Женщина всегда представляет собой некий рассвет. Всегда – если она следует своему пути, а не становится продуктом мужской линии развития, которая и мужчин не выводит на берег реки...» (ЧОМ)

«Мое тело живет в городе, но моя суть обитает в горах. Страх марионеточных игр не воспринимается всерьез. Когда снежные горы обратятся в горчичное семя, Все слова Вселенной могут быть стерты.» (У Кайлуань)

В древнем Китае женщины жили в других условиях и обладали иными возможностями для развития. Нам трудно воспользоваться их опытом, тем более что до нас дошли лишь краткие стихотворения, полные загадочных метафор. Современные женщины нуждаются в новом подходе к практике, и в некоторых отношениях у них есть преимущества. Им сложно реализовать свои чисто женские качества и создать надежную иньскую основу в повседневной жизни. Однако им проще приобщаться к развитию в социальной среде.

Древние последовательницы даосского пути тоже не всегда уходили в монастырь, а часто продолжали вести обычную жизнь. Тогда им приходилось сталкиваться с неприятием их устремлений в семье. Они встречали непонимание собственных мужей, даже если те сами занимались даосской практикой. В древних трактатах женщина нередко упоминается как средство ублажения мужчины и препятствие на пути к просветлению. Так, в «Чжуан-цзы» и «Ле-цзы» нет ни одного образа мудрой женщины. Зато встречаются такие проявления мудрости со стороны мужчины, как равнодушие к женщине в самых разных аспектах. Он проявляет безразличие к старости и смерти жены, остается безучастным к сонму красавиц, отдает предпочтение безобразной наложнице вместо прекрасной и т.д.

Сферами женского знания считались магия и искусство сексуального взаимодействия. Во всех иных отношениях женщин редко принимали всерьез, если только они не демонстрировали поистине удивительные способности и достижения. Судьба женщин, практикующих даосизм, нередко была поистине драматична. В древнем трактате Гэ Хуна «Баопу-цзы» приводится следующая история.

Некий царедворец, любивший искусство «желтого и белого» (получения золота и серебра), взял в жены девушку из семьи, владевшей знанием алхимических методов. Мужу никак не удавалось изготовить золото в соответствии с предписаниями. Однажды в комнату вошла жена и бросила в разогретую ртуть крошку какого-то снадобья, и она сразу превратилось в серебро. Муж сильно рассердился и потребовал от жены выдать ему метод, но та ответила: «Получить этот способ может лишь тот, кому это предопределено». Муж днем и ночью умолял ее открыть ему тайну, продал все имение, чтобы обеспечить жену изысканными яствами и роскошной одеждой, но она была неумолима. Наконец, он сговорился с приятелем отнять у нее рецепт силой. Проведав об этом, жена сказала, что этот способ можно передать только подходящему человеку, даже если он окажется первым встречным. Если же появится только такой, который на словах хорош, а в сердце плох, то она не откроет тайну, даже если ее будут резать на части. Однако муж не переставал давить на нее, пока несчастная женщина не сошла с ума и ушла из дома, раздевшись догола и вымазавшись грязью, а вскоре и вовсе умерла. Впрочем, по другой версии, исчезла.

Определение разницы между мужским и женским путями развития заняло столетия. Комплексная даосская практика для женщины в наше время представляется даже более ясной и отчетливой, чем в эпоху становления даосизма. Выражение «женский путь» получило свое содержание, которое можно развивать далее, ибо оно заключено в разумную форму. Многие женщины древности приобщались к даосизму совершенно «по-женски». С ними это просто случалось как продолжение личной судьбы, позволившей накопить достаточное количество энергии нужного качества.

На основе стихийно накопленного опыта Бессмертные Сестры выделили техники, позволяющие женщинам намеренно готовиться к внутренним преобразованиям. Главное преимущество современной женщины состоит в осознании процессов, взвешенном принятии того или иного решения, трезвом выборе своего пути. Начало создания женской линии применения даосских методов развития и совершенствования теряется в глубине веков. Однако к XIV веку они представляли уже вполне оформившуюся систему знаний, впрочем, скрываемую от широкого круга.

К главным техникам этой системы относятся следующие. *Дао-инь* – это искусство преобразования пяти иньских органов тела, которые составляют опору энергии человека и основу для зарождения духа. *Ицзинь-цзинь* включает техники изменения сухожилий для «слабого». *Буджиан-ицу* требует сложного преобразования костного мозга, связанного с управлением восьмью ветрами. Овладев всеми данными техниками, женщина достигала высоких результатов в постижении внутренних преобразований. Конечно, их едва ли можно отнести к разряду простых. За основу построения женской практики принимается комплекс *Дао-инь*.

«Дао Инь» – основа практики

«Почему при увеличении времени занятий (Дао-инь, орбиты, горизонтальные практики) головная боль часто усиливается, а если ее до этого не было, то появляется?» – *«Очень естественное проявление, которое возникает у многих женщин. Связано оно с тем, что, когда вы начинаете чувствовать энергию, вы уходите в ощущения, не понимая при этом качество и природу своей энергии. Мало того, что нарушается весь процесс работ, энергия еще и не увязывается... Вы знаете, меня, в общем-то печалят такие вопросы. Я неоднократно указывал на особенности работы с энергией... но вы все равно живете не по понятиям, а по интересам». (Бен Челеро)*

Комплекс включает движения по плавным траекториям, в которых трудно выделить и описать отдельные точки. Разучивать его нужно на занятиях или по видеофильму, делать это по книге почти нереально. Мы остановимся здесь на подготовительной части, которую несложно представить в виде краткой последовательности. В ней выделены отдельные положения тела с определенными переходами. Подготовительная часть завершается 15-минутной медитацией, которая включает приведенные выше орбиты или монады. Мы можем использовать ее для подготовки к известным техникам. Они создадут основу для качественного выполнения всего комплекса, если возникнет желание перейти к серьезной практике.

Первое положение. Стопы плотно сложены вместе, ноги немного выдвинуты вперед, кисти рук лежат на голенях. Корпус слегка наклонен вперед, чтобы энергия стекала в низ живота. Спина прямая, без сутулости и напряжения. Голова служит продолжением позвоночника и находится на одной линии со спиной. Шейный отдел позвоночника слегка натянут, чтобы область в основании черепа была открытой. Плечи и локти расслаблены, чтобы округлость рук помогала им наполняться самим и наполнять живот. Дыхание протекает непрерывно и плавно, позволяя расслабить и наполнить живот.

Второе положение. Корпус прямо, макушка направлена вверх. Руки кладутся ниже колен, большие пальцы замыкаются с точкой Чжун-ду на меридиане печени (на икре под коленной чашечкой). Это создает условия для стекания энергии вниз и наполнения живота.

Третье положение. Корпус отклонен назад, руки лежат на коленях, обхватывая их. Голова со спиной составляют единую линию. Стараясь удерживать корпус при помощи кистей, нужно избегать прогиба в нижней части спины. Также следует расслабить и наполнить живот.

Четвертое положение. Снова вернитесь в центральное положение, стараясь не терять ось и связь головы со спиной. Затем слегка наклонитесь влево, закручиваясь при этом вправо. Спина остается прямой. Левая рука соскальзывает по ноге вниз, а правая – поднимается на колено. Крестец слегка натягивается, создавая упор в нижней точке тела. Таким образом, ось вкручивается вниз, что образует воронку. Сознание сосредоточено на промежности.

Пятое положение. Снова вернитесь в центральное положение. Затем наклонитесь вправо, закручиваясь влево. Теперь нужно выкручивать ось вверх и «слушать» макушку.

Вращательное движение. Вернувшись в центральное положение, перейдите в положение наклона вниз. Из него начинайте медленное вращение по кругу против часовой стрелки: влево, назад, вправо, вперед. Нужно фиксировать внимание на положении тела в каждой из четырех точек. После трех полных кругов остановитесь в положении наклона вперед и расслабьте живот.

Положение для медитации. Годится любое из описанных выше: по-турецки, «полу-лотос», «лотос». В качестве медитации можно просто наблюдать за дыханием в течение 10-15 минут. Либо используйте это время для вращения любой из известных вам орбит.

Выход из медитации включает в себя положения из подготовительной части, но они расположены в другом порядке. Сначала вытяните ноги перед собой и сомкните стопы. Совершайте вращение корпусом по часовой стрелке (вправо, назад, влево, вперед), остановившись после третьего круга. Зафиксируйте тело поочередно при наклоне вперед, вертикальном положении и отклонении назад. В каждой позе следует обратить внимание на расслабление живота. Вернувшись в среднее положение, сначала «выкручивайтесь», наклоняясь вправо и слегка заводя поясницу влево, сосредоточившись на макушке. Задержавшись в среднем положении, «вкручивайтесь», наклоняясь влево и слегка заводя поясницу вправо, сосредоточившись на промежности. Остановитесь в среднем положении.

Даосские техники сновидения

«Женщина может собирать свои линии естественно во время сна. Она больше проживает в этот период, чем мужчина. Мужчина больше просыпает. Сон женщины – это движение на собирание цельности. Но на сон надо настраиваться. Не надо злоупотреблять возможностями сновидения. Это сила, которая имеет дыхание орла и крылья черепахи. Женщина рождена сфокусированной на знание сна. И если в процессе своей

жизнедеятельности она не сбивает ритм своего дыхания, то видение сна будет проходить через каждый обряд сна. Если во время сна вы проживаете жизнь, подобную ежедневной, то это вам показывается, как вы проживаете свои энергии и на что и как они расходуются». (ЧОМ)

Техники сновидения в большей мере подходят для женщин, хотя контролем сновидения могут заниматься и мужчины. Женщина обладает способностью «прожить жизнь во сне», даже не умея управлять собственной энергией. Мужчина никогда не в состоянии это сделать естественным образом. Этот путь развития присущ только женщинам, а также некоторым мужчинам, у которых преобладает женская энергия.

Сновидения – это не сны, а работа со «стелющимися» энергиями, которая осуществляется в полном покое с помощью видения. Женская энергетическая структура имеет горизонтальную ориентацию, и сновидение тоже происходит в горизонтальном поле. Для контроля сновидения необходим единый центр, который создается у женщины в матке. Мужчине приходится выстраивать подобный центр на энергетическом уровне, что намного сложнее. Очевидно, что возможностей для практики в сновидении у женщин больше, чем у мужчин.

Кроме преимуществ в сновидении женщина обладает реальной потребностью в них разбираться. Не случайно женщины столь суеверны, придавая огромное значение своим снам. Но попытки толкования снов лишь уводят их от истинного понимания значения сновидения. В действительности нередко сбывается то, что приснилось, но обычно мы способны лишь заметить совпадение. Для понимания сновидения нужно знать силу, навевающую сон. Эта сила зависит от состояния *инь*-органов.

Сновидение связано с качеством личной иньской энергии и текущими эмоциональными проявлениями, а оба фактора чрезвычайно важны для развития женщины. Осваивая техники сновидения, женщина занимается упрочением собственной энергетической структуры. Иными словами, она составляет некую «карту тела» и учится по ней ориентироваться. Овладеть собственными эмоциональными состояниями невозможно, их можно только трансформировать. В процесс преображения пяти *инь*-органов у женщины вовлечена матка, а у мужчины – мозг.

Наиболее явное различие в освоении техник сновидения в мужском и женском вариантах связано с эмоциями. Природа эмоций в принципе отличается у мужчин и женщин: эмоциональным центром у мужчин служит мозг, а у женщин – матка. Пять *инь*-органов питают эмоции, и к ним добавляются разные органы в мужском и женском телах. Иногда у женщин мозг тоже выступает источником эмоций, но это зависит от уровня развития сознания. Если уровень сознания высокий, женщина вынуждена сновидеть как мужчина. Тогда ей приходится заниматься сознательной проработкой энергетического поля, ибо она утратила естественную женственность.

Основная подготовка к сновидению сводится к работе с *инь*-органами и маткой. Для этого можно использовать приведенные выше техники: массаж *инь*-органов, *Дао-инь*, маточную орбиту, монаду для головы, помогающую расслабить сознание и т.д. Видение в сновидении вообще не связано с обычным зрением, а управляется сознанием у мужчин и маткой у женщин. Сон зарождается в матке женщины, и пока не образован единый центр, матка остается важным органом для управления сном.

Роль матки задает особые условия для положения тела. Расслабление матки перед погружением в сон важно для женщин более, чем состояние остальных частей тела. Если тело полностью расслаблено, то в матке возникает пульсация, которая налаживает нужный ритм работы всей энергетической системы. Такое состояние полезно для улучшения качества сна, но его недостаточно для качественной работы в сновидении. Вы будете управлять энергией лишь частично, и сновидение будет зависеть от внешних связей. Для того чтобы сохранять расслабление и накопление энергии в матке, важна также собранность ног во время сна.

Сон нужен для накопления энергии, и ваше тело должно принимать положение, в котором энергия сохраняется в матке. Для женщины таково положение на левом боку, причем левая ладонь расположена под ухом, а их центры совмещаются. Для мужчины подходит симметричное положение на правом боку. Все тело образует спираль, или монаду. Стопы, колени, живот, грудь, шея и голова образуют целостную замкнутую систему, и все тело сохраняет предельную собранность.

Даже если вы не используете техники сновидения, лучше всего засыпать в таком положении. Ориентация тоже важна. Когда тело подготовлено, оно само устраивается правильно. В противном случае женщине подходят три направления: ей следует ложиться головой на юг, восток или юго-восток. Мужчине лучше спать головой на север, восток или северо-восток. Проблема «брачного ложа» в принципе отсутствует, ибо сновидящий всегда спит отдельно. Однако теоретически общим направлением для практикующих супругов может стать восточное.

Дыхание пяти органов

Готовность тела к практике сновидения имеет четкий энергетический критерий: в теле должны быть «увязаны» горизонтальные энергии, берущие начало в *инь*-органах. Тогда тело напоминает некий «ковер», вытканный из энергий, и ощущается целиком, от кончиков пальцев ног до макушки. Женщины достигают такого состояния при помощи матки. Желательно использовать все известные техники подготовки тела. Кроме того, можно добавить к массажу *инь*-органов так называемое «дыхание пяти органов».

Дыхание пяти органов применяется для того, чтобы противостоять угнетению энергий, пока рано говорить об их развитии. В обычном сне, когда тело не подготовлено к сновидению должным образом, происходит угнетение энергии или даже ее уничтожение. Дыхание пяти органов позволяет восстановить естественный ритм, создавая основу для сохранения и развития энергии.

- *Дыхание сердца.* Исходная поза – как в *Дао-инь*. Руки на уровне груди, ладони вкручены кверху. В таком положении происходит собирание груди и вбирание сердца. Дыхание мягкое и ритмичное, вдох и выдох создаются путем циркуляции энергии вокруг сердца.

Направление движения воздуха меняется, но от этого не должна «рваться» общая линия. Для женщин важно чередование соотношений длины вдоха и выдоха: то вдох длиннее выдоха, то наоборот. Для мужчин же выдох всегда длиннее вдоха.

- *Дыхание легких.* В положении сидя руки подняты вверх и как бы «поддерживают небо». Для женщин правое легкое янское, левое – иньское, а для мужчин – наоборот. В любом случае, нужно из янского легкого выдыхать в иньское, а из иньского – вдыхать в янское. Правое легкое наполняется вдохом, несущим янское качество, а левое – выдохом, имеющим иньское качество. Дыхание ощущается плотным, с задержкой после каждого вдоха и выдоха.

- *Дыхание почек.* Прежнее положение «полу-лотоса», тело наклонено вперед, ладони на почках. Дыхание ощущается как вязкое и текучее. Вдох – в почки, а выдох идет из одной почки в другую по общему участку опоясывающего меридиана. Иными словами, на выдохе почки обмениваются энергией.

- *Дыхание печени.* Положение меняется: правая нога подобрана спереди, левая полусогнута и отставлена назад, тело наклонено, ладони – на области печени. Вдох собирается в животе, а выдох с придыханием направляется в печень.

- *Дыхание селезенки.* Положение строго симметрично предыдущему, а дыхание противоположно. Вдох с придыханием идет из живота к селезенке, а выдох собирается в животе.

Искусство брачных покоев

«Если лучше все-таки заниматься сексом, какие условия необходимо при этом соблюдать?» – *«Занимаясь сексом, смотрите на это как на практику! Хотя мне многие могут возразить. Типа, вообще охренел в своих рекомендациях. Я же с должной выдержкой отвечаю: "Нет, я не охренел и я прав". Да, вначале это неудобно и лишает многих ощущений, но зато этот*

процесс будет в развитии, в отличие от естественного угасания, что происходит в десяти случаях из десяти... И самое главное, что вы добавите сильный аспект в свое развитие». (Бен Челеро)

Тему физической близости трудно раскрыть полно и правильно, опираясь на немногие доступные источники. Здесь мы ограничимся сменой установок. Сексуальные даосские практики широко известны благодаря Мантэку и Мэниван Чиа. В их книгах совершенствование женской энергии означает именно взаимодействие с мужчиной. «Искусство брачных покоев», преподаваемое в даосской академии ИНБИ, основано на других принципах. Они работают в данной системе, и ранее публиковались подготовительные техники первого уровня, которые выполняются вообще без партнера.

Движения по перераспределению сексуальной энергии разучиваются на семинарских занятиях. Второй уровень предполагает определенный прогресс в практике, и на него требуется специальный допуск. Первый уровень, известный мне по трехдневному семинару с ЧОМ, сводится к пяти сублимационным последовательностям. Внешне для современного «раскрепощенного» человека эти движения вообще едва ли покажутся эротичными. Со стороны такой семинар напоминает пристойные занятия цигун. Выполнение техник начинается с разучивания последовательности, что требует хорошей концентрации и чувствительности. Вот почему даже самые простые движения желательно осваивать лишь после овладения подготовительными техниками.

Изначально развитие даосских сексуальных практик было прерогативой женщин. Подобно сновидениям, их можно отнести к «женскому пути», где используется иньская энергия. *Дао любви*, или искусство сексуального взаимодействия, ранее позволяло женщине проработать энергию *инь*, создавая опору для дальнейших практик. Но постепенно женщине отводилась вспомогательная роль, а подлинные знания стали распространяться среди мужчин.

Сейчас сложилась ситуация, когда женщина выполняет внешние движения, не осознавая внутреннего значения практик. Мужчине-даосу требовалось не просто качество женственности, но и возможность влиять на развитие этого качества. Все сексуальные практики очень жестко направлялись мужчинами, которые видели, насколько разрушительно для них влияние женщины. Особенно опасно близкое взаимодействие с обычной женщиной, не владеющей собственной энергией.

Для самой женщины важно прежде всего различить в своих состояниях фазы возбуждения и желания. Не всегда легко решить, какое возбуждение вообще стоит относить к сексуальной сфере. Еще сложнее понять, какие формы исполнения желания приемлемы без ущерба для собственной структуры. Обычно желание возникает после возбуждения. Работа с возбуждением связана с умением распределять и преобразовывать энергию. Когда возбуждение перерастает в желание, энергия неизбежно выходит из-под контроля. Тогда нужно просто утолить его в любой форме – с партнером или путем самоудовлетворения.

Во всяком случае, следует перевести процесс в практику, включающую привычные этапы подготовки, наполнения, преобразования и удерживания энергии. Последнее важнее всего, ведь при обычном сексе энергия желания безвозвратно теряется. Тем не менее, подавлять желание вредно, поэтому предпочтительно улавливать его на стадии возбуждения. Нужно учиться плавно из этого состояния выходить, переводя стихийное проявление чувств в осознанные действия по наполнению чувствами. Энергия сохраняется не в исходном качестве, а после преобразования.

При нормальной сексуальной жизни неизбежен вопрос о способах предохранения от беременности. Также следует знать о последствиях абортов на тот случай, если эти методы не сработали. Все способы контрацепции в той или иной мере вредны для организма. Предпочтительнее обходиться без них, воздерживаясь в овуляционный период с 10 по 18 день менструального цикла. Однако даже при правильном цикле, не говоря о нарушенном, вероятность зачатия сохраняется в другие дни. Если вы вынуждены прибегать к искусственным средствам, то восстановиться после них вам помогут даосские техники.

- Барьерные методы нередко чреваты механическими повреждениями, поэтому после полового акта нужно восстанавливать энергетическую циркуляцию в матке. Хорошо работает «маточный комплекс», состоящий из длинной последовательности движений. Мы его не рассматриваем.

- Спермицидные средства нарушают микрофлору влагалища. Поскольку химический баланс основан на энергетическом, для восстановления микрофлоры рекомендуется кручение орбиты.

- Гормональные препараты наиболее эффективны, но оказывают побочное воздействие на гормональный обмен, вызывая нервозность или заторможенность. Для восстановления эмоционального равновесия можно использовать подвижные практики.

Подбор методов осуществляется после консультации с гинекологом, а нейтрализовать их негативное влияние, если вы считаете его неизбежным, можно с помощью практик. В крайних ситуациях желанной и нежеланной беременности нужно заранее готовиться к зачатию или, наоборот, приходится принимать решение об аборте.

Каждый случай аборта строго индивидуален, он влечет за собой положительные или отрицательные изменения. Следует учитывать энергетические параметры вопроса. Необходимость аборта может быть следствием решения и принятия ответственности за него. Но часто это просто ответная энергетическая реакция на зарождающуюся энергию. По каким-то причинам тело может отторгать плод само собой, и тогда происходит выкидыш.

Аборт убивает зародыш, но может не сразу прервать развитие энергии новой жизни, которое продолжается некоторое время, пока не исчерпает свою силу. Иногда аборт необходим как очищение от неконтролируемой энергии. Восстановление после аборта происходит в течение всего энергетического периода, затраченного на образование зародыша. Для точного расчета нужно из девяти месяцев вычесть срок беременности, на котором был сделан аборт. Можно ориентироваться на дату не состоявшихся родов.

Подготовка к зачатию – непростой вопрос в современном мире, когда человек полностью зависим от окружения. Процесс зачатия вовлекает не только энергии мужчины и женщины, он находится под воздействием множества энергий. Период подготовки должен занимать не меньше девяти месяцев после окончательного принятия решения. При отсутствии сомнений в желании иметь ребенка тело само настраивает железы на предстоящие изменения.

Нужно очистить энергетическое тело практиками, чтобы устранить все блоки в каналах, иначе проблемы перейдут зародышу. Важно следить за питанием и составом крови. Место зачатия должно быть наполнено чистыми энергиями или регулярной внутренней работой самой женщины. Не следует выбирать для зачатия «места силы», а также полнолуние и новолуние, зимнее и летнее солнцестояние. Воздействие природы часто оказывается сильнее проделанной подготовки.

Нельзя судить однозначно, что для женщины «хорошо» или «плохо» иметь детей. Все зависит от состояния самой женщины. Если целостность структуры до родов достаточна, то от родов она только выигрывает. Ребенок придает женщине дополнительную энергию и духовную возможность погружения в изначальный путь развития. Если же женщина «проблемная», то проблемы перейдут в другую форму и передадутся ребенку.

В действительности возбуждение имеет всеобъемлющий характер. Свой путь нужно прокладывать при каждом действии. Мужчина выступает для женщины в качестве проявления определенной энергии. Даже эротические сны служат формой замещения энергии: они помогают активизировать внутреннюю энергию и устраняют блоки в разных зонах тела. Если женщина контролирует свои сновидения, то управляемые эротические сны помогают образовать «единый центр» и усилить энергию.

Сексуальная энергия выступает движущей силой, она связывает женщину с вселенским началом. Оргазм – высшее проявление исконной космической энергии в человеке. Переживание оргазма раскручивает внутренние силы женщины и соединяет с первоисточником. Состояние оргазма не ограничивается сферой сексуальности, хотя это важный аспект женского развития. Независимо от степени вашей сексуальной активности, нужно познавать внутренний механизм близких отношений с мужчиной как взаимодействие инь и ян на энергетическом уровне. Это позволит вам не заглушить силу, содержащуюся внутри матки.

«Мужской путь» для женщины

«Я занимаюсь в основном мужскими практиками (туй-шоу, тайцзи)...» – *«Это почему же они мужские, если их рассматривать с позиции алхимической работы? Конечно, пока вы изучаете формы, это находится на уровне физкультуры. Но когда вы начнете работать с принципами, направлениями, циркуляцией, то начнется совсем другая работа. А проблемы возникнут, если вы будете чрезмерно напрягаться, нарушать ритм дыхания, не будете следить за выстроенностью. Это приведет к запечатыванию энергии в мышцах и, как следствие, к сжиганию своей энергии. Для того чтобы не делать подобных ошибок, вы должны заниматься выстраивающими техниками, в частности женскими».* (Бен Челеро)

Занимаясь практиками в даосских монастырях, женщины обычно сразу начинают с проработки янской «мужской» энергии. Усиление именно этого вида энергии приводит к преобразованию и развитию. В таком случае иньская природа женщины не принимается во внимание. На начальном этапе нередко используются даже техники на сдерживание ее проявлений. Такой подход приводит к неким результатам, но впоследствии многие женщины сталкиваются с серьезными проблемами. Главная из них – зависимость от внешнего мира: они могут продолжать практику только в уединении.

Если в личных качествах женщины преобладает янская энергия, а ее иньская природа гармонична и не мешает развитию, то она может приступать к взращиванию янской энергии. Недостаток здесь только один – необратимость такого решения. Женщина вступает на мужской путь развития и со временем теряет женские качества. Это лишает ее возможности быть матерью и иметь близкие отношения с мужчиной. Все усилия направлены отныне лишь на развитие, а любая попытка возвращения к прежней жизни создает конфликт между внутренним и внешним.

При правильном использовании женских практик, позволяющих упорядочить и укрепить иньскую энергию, постепенно женщина все равно подходит к возможности и необходимости взращивания янской энергии. Даже выбрав для себя женский путь развития, рано или поздно женщина начинает обращаться к «мужским» практикам. Сначала это происходит в янский период менструального цикла, при использовании вертикально ориентированных практик в движении. Первое, с чем женщине предстоит разобраться, – это особенности вертикального положения тела. В основном, оно нужно для медитации на орбите, совмещенной с простыми движениями.

«Столб» – основа практики

«В "столбе" сильно трясет. На занятия хожу совсем недавно. Что бы это значило?» – «Здесь речь идет об упражнении, направленном на выстраивание тела. "Столб" также является идеальным упражнением для выстраивания нормальной циркуляции энергии. Проявление тряски возникает в результате создания внутреннего напряжения, вызванного или неумением правильно делать данное упражнение, или зацеплением энергии, что обычно происходит у давно практикующих. Внешние проявления в обоих случаях похожи...» (Бен Челеро)

Поначалу положение стоя, или «столб», не обеспечивает для женщины возможности «связывания» энергии. Зато он позволяет наладить работу каналов, чтобы отдаленно подготовиться к практике большой космической орбиты. Подготовительное положение (стопы вместе, руки на животе) не используется для медитации. Оно отражает состояние единства и готовит тело к динамическим техникам. Для серьезной практики в положении стоя требуется развитая структура в сфере живота. Отсюда исходит нужное энергетическое наполнение движений, и энергия накапливается в животе. Вот почему женщине сложно перейти к этому положению до развития единого центра.

Из-за строения тела и особенностей циркуляции энергии женщина не способна качественно усваивать энергию в положении стоя без предварительной подготовки. И все же именно это положение позволяет почувствовать ось тела. Тогда женщина может формировать структуру по отношению не только к единому центру, но и к вертикальной оси. Успешное выполнение «мужских» практик напрямую зависит от наличия и ощущения оси.

«Столб», или «сфера на оси», – основа *тайцзи-цюань,* где «сфера» *тайцзи* катится по «вектору» *цюань.* Эта основа неизменна при всем многообразии внутренних школ, использующих разные наборы форм движений. «Столб» позволяет выстроить тело с учетом тринадцати принципов и подготовить его к движению. Кроме того, «столб» может использоваться для вращения орбиты. Само по себе вовлечение внимание в удерживание правильного положения тела, которое отвечает всем тринадцати требованиям, – особая медитация.

Отметим прежде всего особенности женского варианта «столба», которые касаются промежности и груди. Промежность – это зона тела, по отношению к которой строится движение. Подобранность ягодиц, половых органов и ануса помогает удерживать данную область под контролем. Тщательно выставляется положение стоп, коленей и бедер. Работа с промежностью связана с работой над осью, а удерживание промежности – необходимое условие для укрепления единого центра. Центральная точка промежности между половыми органами и анусом (центр *Хуэй-инь*) управляет иньской энергией, не позволяя ей хаотично развиваться. Для женщин это важно: у них открытые половые органы, где возможно усиление неконтролируемой энергии.

При всей собранности промежности зона *Хуэй-инь* не должна быть перекрыта, иначе накушается циркуляция энергии по малой космической орбите. Неумение удерживать промежность может привести к нарушению работы матки и потере связи личного ритма с лунным циклом. И наоборот, работая над промежностью, можно подготовить единый центр и добиться правильного проведения энергии по малой космической орбите, не давая энергии рассеиваться.

Вспомним о такой особенности женской структуры, как предрасположенность к скоплению в груди «душ По». Чтобы энергия не застаивалась в груди и могла свободно перетекать в любую часть тела, следует предотвратить усиление душ. С этой целью вводится принцип «пустая грудь». Грудь следует держать слегка вобранной, чтобы не пережимался центр *Тань-чжун.*

Данный центр ведает янской энергией женщин и иньской энергией мужчин. Вбирание груди призвано контролировать вращение и перетекание энергии.

Однако для женщин собирание груди ведет к скоплению янской энергии, что ущемляет женскую природу. Этот эффект желательно компенсировать техниками для груди, например, орбитой для молочных желез. Если не вводить практики, стимулирующие работу груди, то будет происходить подавление тимуса. Нарушение функций тимуса неизбежно ведет к угнетению всей энергоструктуры. Соблюдение принципа «пустая грудь» налаживает потоки иньской энергии, что поддерживает жизнеспособность женщины.

В целом, к тринадцати принципам, включая названные два, относятся следующие.

1. *Соединение и соответствие* связаны, прежде всего, с состоянием живота, который должен быть расслаблен и наполнен. Живот должен служить для соединения верхней части тела с нижней.

2. *Собранность* означает умение держать под контролем любые внутренние процессы, вызванные практикой или обстоятельствами жизни. Такая установка в уме способна привести к реальным изменениям в теле.

3. *Контроль над дыханием* выходит за пределы физиологического процесса и означает возможность проникновения дыхания во все участки тела. Когда тело пронизано дыханием, им легко управлять из единого центра.

4. *Область промежности* – см. выше.

5. *Подобранность копчика* – это условие для погружения энергии в низ живота. Оно важно для соединения живота с переднесрединным меридианом, ведающим всеми иньскими каналами. Правильное положение копчика связывает живот с грудью. Тем самым в теле создаются условия для питания единого центра в матке.

6. *Высвобождение поясницы* важно при любом внешнем проявлении, связанном с движением тела. Поясница руководит всеми изменениями, удерживая связь верха с низом. Она управляет движениями, выполняя также "взбалтывающую функцию" для энергии внизу живота. Все это существенно при работе с орбитой.

7. *«Пустая» грудь* – см. выше.

8. *Растягивание спины* позволяет управлять янской энергией, не давая ей застаиваться. Позвоночник нужно удерживать в состоянии легкого натяжения, но не перенапрягаясь.

9. *Расслабленность плеч и локтей*. Если плечи зажаты, то нарушается работа малой космической орбиты. Локти связывают плечи и кисти, что крайне важно при освоении движения для увязывания рук с телом.

10. *Натянутость макушки*. Следя за «подвешенностью», нужно устанавливать голову по отношению к оси и центру. Тогда течение энергии будет укреплять мозг и способствовать духовному развитию.

11. *Внутреннее наполнение* – состояние, естественное для женщины. Для его проявления создаются все условия с помощью изложенных здесь техник.

12. *«Подвешенность» и «укоренение»* вместе означают равновесие между силами динамики и статики. Подвешенность создается путем натяжения макушки, а укоренение – при работе со стопами.

13. *«Пустое и полное»*, или *«открытое и закрытое»*, символически отражает равновесие между энергиями *инь* и *ян*. Овладение данным принципом изменяет дыхание, энергию и тело. Может возникнуть странное ощущение тела как «катящегося шара».

Когда правильное выполнение «столба» не удается, а тело начинает трястись, нужно прекратить упражнение спустя три минуты. Тряска возникает из-за воздействия измененной энергии на железы внутренней секреции, особенно на гипоталамус. Для того чтобы вернуться в нормальное состояние, нужно сесть на пол, обхватить руками колени, опустить голову и успокоиться. В этом нет ничего страшного, просто в следующий раз нужно внимательнее следить за положением тела в «столбе». Все названные принципы подробнее описаны в книге ЧОМа «Алхимия *тайцзи-цюань*».

Ян-период месячного цикла

«Не надо забывать о том, что в отличие от мужчин, женщина проживает в двух выраженных ритмах: ритме инь и ритме ян и что они делят всю жизнь и, соответственно, практику для женщин как два (преумножение возможно только при сохранении)» (ЧОМ)

«И уж тем более нельзя противопоставлять друг другу практики, относящиеся к векторам инь и ян, или считать их несовместимыми. Если женщине удалось достичь реального понимания их различия, то сложностей в комбинировании тех или иных практик возникать не будет». (Цзе Кун)

В месячном цикле период от овуляции до менструации соответствует растущей луне, когда преобладает янская энергия. Именно в это время рекомендуется выполнять техники на взращивание *ян*, в частности, «мужской» вариант малой космической орбиты. Желательно чаще использовать мужские вертикальные техники, которые помогают выстраивать тело. В данный период нет нужды изменять движения на «зеркальные». Так, в *багуа-чжан* можно в большей степени двигаться по часовой стрелке, как это обычно принято. Это «мужское» направление движения.

Следует иметь в виду, что накопление янской энергии в результате практики может привести к прекращению месячных. Когда женщина проработала свою иньскую энергию, она сознательно переходит на мужской путь. Тогда имеет смысл намеренно останавливать месячные. Когда речь идет о подготовке, введение мужских практик нужно дозировать, внимательно наблюдая за изменением своего состояния.

Особенность строения тазовой области в теле женщины вносит дополнительные требования к положению стоя. Важнее всего отслеживать энергетическую связь между ногами и животом. Если женщина пытается выполнять вертикальные практики без такой связи, то бесполезно рассчитывать на ее создание в самом процессе. Энергия, собранная за время практики, будет неизменно теряться. Разумеется, это сделает занятия бессмысленными или даже вредными.

Подобная поспешность может оказать разрушительное воздействие на кости женского таза, более тонкие и легкие, чем кости мужского таза. С одной стороны, женский таз расположен ниже и шире, чем мужской таз. Это позволяет наполнять энергией не только матку, но и весь живот. С другой стороны, такое положение создает чрезмерное давление на половые органы и усугубляет проблемы. Прежде чем практиковать в вертикальном положении нужно подготовить свое тело.

Простейший вариант янской орбиты, приведенный выше, отличался «мужским» направлением вращения энергии. Общий контур малой космической орбиты не отличается для мужчин и женщин. Янскими считаются те орбиты, в которых намеренное вращение совпадает с естественным течением энергии. Двигаясь вверх по заднесрединному меридиану, а вниз – по переднесрединному, энергия объединяет заднюю и переднюю части тела. Именно эта орбита берется за основу в динамических практиках *багуа*, *тайцзи* и *синьи*. Она позволяет уравновешивать энергию, выработанную при выполнении движений. Также она помогает контролировать движение энергии в таких статических положениях, как «столб».

На протяжении вращения орбита создает условия для собирания энергии в трех основных частях тела: голове, груди, животе. Такое распределение энергии отвечает задаче «прочерчивания контуров тела», поставленной с самого начала. С этой целью можно выполнять более сложную по форме орбиту, которая включает в себя по три витка в каждой части тела. Общий контур орбиты не прерывается, и образуется узор из девяти «лепестков».

Существует второй вариант, требующий концентрации на каждой из трех основных сфер тела. Таньянский метод исходно он был направлен на усвоение принятого алхимического снадобья. Он требует от практикующего развитой способности управления энергией. Орбита достигает попеременного напряжения в области головы, груди и живота. Поскольку в данном случае делается всего по одному витку, очевидно, что этот метод был разработан раньше и освоить его проще.

И, наконец, вертикальные практики в движении – *тайцзи* и *багуа* – позволяют управлять потоками иньской и янской энергии одновременно. Таким образом создается спиралевидное движение энергии в теле.

Система: багуа, тайцзи, синьи

«*Багуа-чжан – искусство восьми превращений – является одним из трех основных направлений внутренней алхимии... Багуа является реализацией одного из трех законов, опираясь на которые практикующий может достичь определенных внутренних изменений. В отличие от **тайцзи-цюань** (искусство великого предела) и тем более от направленного на познание внешней сферы **синьи-цюань** (искусство направленной воли), багуа-чжан как техника имеет сравнительно короткую историю. Это позволило ему сохраниться в более целостном виде по сравнению с первыми двумя направлениями*». (ЧОМ)

Мужские практики для собирания энергии – *багуа, тайцзи* и *синьи* – по-своему полезны для женщин. Они позволяют начать работу с вертикальной осью, а также со связями и сосудами энергетического тела. Цель их выполнения, если женщина не встает окончательно и бесповоротно на мужской путь развития, состоит в упорядочении структуры. При использовании мужских практик женщина должна сохранять собственный ритм и занимать позицию «зеркального» отображения внешних форм. Если же она использует практику в том виде, в котором она дается для мужчин, то она не достигает упорядочивания. Копирование движений служит лишь подготовкой тела и созданием условий для практики.

Применение всех трех мужских практик развивает чувство оси тела. Кроме того, они помогают включить поясничный меридиан, который питает единый центр. Этот меридиан важен для маточной орбиты, к тому же он образует отдельную горизонтальную иньскую орбиту. Раскрытие поясничного меридиана – непременное условие для освоения *багуа, тайцзи* и *синьи*, помимо расслабления живота и упорядочивания энергий в теле. При кручении малой космической орбиты включение поясничного меридиана служит критерием перехода от женского варианта к мужскому. Тогда энергия начинает течь естественно.

Представить три практики как единую систему проще всего с помощью схемы. В каждой из них преобладает некий принцип движения. В *тайцзи* движения имеют линейную направленность: вы делаете шаги вперед-назад и влево-вправо. В *багуа* все перемещения в пространстве происходят в основном по кругу либо по иной замкнутой траектории. Если *тайцзи* соотносится с линией, а *багуа* – с кругом, то *синьи*, – с точкой, которая символизирует концентрацию и мощь внутренней энергии. *Синьи* показывает возможность движения тела при предельной его собранности, направленной мыслью. Хотя наиболее широкое распространение получила практика *тайцзи*, центр ИНБИ предлагает литературу и практические занятия по *багуа* и *синьи*.

Для женщины предпочтительнее всего *багуа* – хождение по кругу. Движение по часовой стрелке представляет собой янскую последовательность, а движение против часовой стрелки – иньскую. Таким образом, женщине несложно разобраться с выстраиванием собственного ритма, соотносимого с месячным циклом. Кроме того, возможно попеременное движение, которое заведомо нейтрально и способствует общему уравновешиванию.

Одна из самых простых техник *багуа* – движение по монаде. Эта форма применялась для упорядочивания энергий в сферах головы и живота. Теперь мы попробуем воспроизвести ту же самую структуру на уровне стоп. При движении ног ладони можно положить на центр живота, чтобы не осложнять ситуацию освоением разных положений рук. Движение должно осуществляться по отношению к центральной оси, с учетом требований к «столбу».

Практики в других традициях

«Как правильно сочетать практики? Что является основой в женских практиках? Можно ли говорить, что основы практик для женщин и мужчин схожи?» – *«Говоря о сочетании, я думаю, нужно научиться спрашивать у себя. Набор практик подобен ингредиенту для супа. Сначала необходимо определить,*

что готовим, а затем определять, что нам для этого надо... Вы вынуждены пробовать то одно, то другое. Безусловно, это усложняет поиск, но зато дает большую степень вашего участия в процессе...Таким образом, базой является ваше отношение к самой себе... Если же говорить об основах практики для мужчин и женщин, то они диаметрально противоположны. У них единый исток, но разные движения».
(Бен Челеро)

Женщина всегда выступала как продолжательница рода и хранительница знаний. В любой традиции и культуре издревле была заложена идея поддержания женского здоровья во всех аспектах: физическом, энергетическом и духовном. Значительная часть сведений о том, как поддерживать женственность была утеряна. Однако в большинстве практик существуют техники, связанная с особенностями женского тела и сознания. Женская линия развития специально выделена ИНБИ, где изучается и учитывается эти особенности. Женщине, вставшей на путь развития, предлагаются средства для углубления и улучшения преобразования себя. Основные принципы женского развития помогают ей использовать природные качества, а не отрицать или угнетать их.

Исследуя опыт разных культур, ИНБИ представляет три направления, наиболее полно сохранившие эти знания. Кроме даосского направления выделяются также афро-египетское и латиноамериканское. В этих традициях тоже созданы стройные концепции, объясняющие, что женщине надо изменять в первую очередь. В даосизме делается акцент на очищение и развитие энергии. Индейцы Центральной и Южной Америки преуспели в накоплении и перераспределении жизненной силы, налаживании менструального цикла. Афро-египетская традиция посвящена вскрытию глубинной силы. Каждая линия соответствует определенному аспекту женской практики в целом.

Латиноамериканская линия

«Слышала мнение, что латиноамериканские пассы дошли до предела своей необходимости. Действительно ли это так?» – «Любая практика не может быть предельной. Вопрос заменимости – это вопрос времени и выбора. Сравнение же

может носить только условный и субъективный характер. В каждой традиции существует свой подход к одному и тому же вопросу, но если вы это понимаете, то почему бы не дополнять? К практике надо подходить творчески, стараясь использовать различные углы понимания». (Бен Челеро)

Широко известна из книг Карлоса Кастанеды разница между «женщинами-воинами» и «мужчинами-воинами», где среди каждого типа воинов выделяются «сталкеры» и «сновидящие». Однако этим далеко не исчерпываются представления коренного населения Америки о женском пути развития. В результате многолетних исследований в ИНБИ был создан курс «Латиноамериканские женские практики». Материалы, на основе которых проводятся семинары, собраны в Южной и Центральной Америке. Для создания целостной системы были использованы знания и до сих пор распространенные техники шаманок и целительниц Перу, Боливии, Эквадора и Мексики. Они направлены на накопление и правильное распределение жизненной силы, налаживание менструального цикла, вскрытие внутреннего потенциала. Во время месячных практикуется комплекс «Обретение тишины», который прекрасно дополняет работу с ритмом в даосизме.

Посмотрим на латиноамериканскую линию в целом, не акцентируя особенности женской практики. Индейцы создали уникальные техники для вскрытия и развития сверхспособностей. Сами они не определяли их как нечто удивительное и невероятное. Они просто выделяли особые качества и усиливали их путем специальных практик или ритуальных действий. Так появились целые комплексы, состоящие из особых положений тела или движений. Выполняя их постоянно, индейцы достигали определенных состояний. Эти состояния позволяли им совершенно по-другому использовать свои возможности восприятия. В конечном счете, им удалось создать иной тип взаимодействия с миром.

Способы обращения современного человека с природой далеки от совершенства, а латиноамериканская линия сохранила естественность и чистоту восприятия мира. Во взаимодействии с внешним окружением индеец способен ощущать различные качества энергии. Доступ к ним сегодня давно утерян. Для индейца подобные силы воплощались в духах, которые заставляли его изменять себя. Практики, созданные индейцами, постепенно превратились в уникальные техники работы с телом и сознанием. Они помогают вскрыть функции, которые человек практически полностью утратил в отрыве от земных ритмов. Среди главных техник можно назвать следующие.

- *Техники танца и перемещения* позволяют вернуть стопам чувствительность, учат набирать энергию от земли, помогают восстановить связь ног с животом.

- *Техника активизации сакрального центра* в области пупка дает возможность воспринимать мир объемно и целостно, развивать силу действия.

- *Работа с ритуальным мячом* развивает координацию движений, позволяет увязывать совместные действия в группе, работать с направлениями и связями.

В даосских техниках сновидения мы учитывали особые способности женщины. В латиноамериканской традиции тоже разработан своеобразный подход к работе со *сновидением*. В понимании индейцев сновидение – такая же жизнь. Однако для того чтобы ее проживать, нужно быть готовым к встрече с заложенным в ней качеством. Сновидения – это не сны, а работа посредством видения в покое. Это состояние взаимодействия со стелющимися энергиями, особенно важными для женщины. При этом тело становится основным инструментом переработки энергий. В качестве подготовки необходимо вскрыть энергетические зоны и центры, в которых энергии будут очищаться и увязываться. Практика «пассы сновидения» позволяет проработать эти зоны и центры. Тогда вы сможете не терять энергию во время сна, а накапливать и перерабатывать.

Предназначение женщины в латиноамериканской традиции гораздо шире, чем понятия жены и матери нынешнего времени. По преданию, давным-давно на земле воплотились тринадцать женщин, обладающих разными женскими качествами. Только вместе они составляли единое целое. В силу неблагоприятных событий эти женщины были рассеяны, а значение их развития забыто. Взамен перед ними встала потребность в выживании. Такое предназначение матки, как видение, было предано забвению. Менструация, как знак тишины и покоя, когда женщина должна набирать энергию и созерцать глубины, потеряла истинный смысл. Видение с помощью матки стало невозможно из-за потери ритма. Нам предстоит снова возжечь огонь, связывающий женщину с землей, и научиться поддерживать его. Этот огонь, некогда принесенный тринадцатью женщинами, питает собой женственность.

В индейской традиции значение «тринадцати матерей» состоит во владении тринадцатью щитами, которые помогают сохранению и не допускают разрушения. Женщина приносит начало дня и ночи, и она проживает жизнь намного интенсивнее, чем мужчина. Тринадцать лун меняют свое значение при вращении земли, год за годом задавая ритм для всех жителей планеты. Единая группа тринадцати женщин образуется их месячным циклом, предопределенным 28 днями лунного месяца и 28 созвездиями. Группа женщин, имеющих циклы в один и тот же период, восходит к единому источнику. Без связи с единым началом женщина не может породить новую жизнь и возродить саму себя.

Афро-египетская линия

«В любой мифологической и методологической культуре древности жизнь воспринималась подобно танцу. И лицо этого танца было женским, несмотря на то, что изначально танец исполняли мужчины. Они одевались в женские одежды, накладывали макияж или маски, использовали женские формы движения... Говоря о женщине, правильнее было бы применить понятие не практики, а танца». (Бен Челеро)

Афро-египетская линия отражает специфику континента, на котором она зародилась. Вся практика состоит из танцев, ибо ритм у африканцев буквально в крови. Она направлена на вскрытие внутреннего знания женщины о том, как взаимодействовать с землей в ритуальном танце. Каждый из танцев афро-египетской линии связан с особым богом. Описывать танцы бессмысленно, поэтому лучше обратиться к видеофильмам или сразу приступить к практическим занятиям. Здесь мы только перечислим основные из них, указав вызываемые ими эффекты в женском теле.

- Танец живота Ракш Мазри направлен на познание универсального, или маточного дыхания посредством взбалтывания слюны (движения головой). Он позволяет управлять небесной спиралью, совершая волнообразные движения руками. Подобные волны, производимые животом, помогают наполнить матку энергией. Вращающиеся движения бедрами нужны для того, чтобы собрать эссенцию в матке, а сжатие бедер позволяет сохранить внутреннее дыхание.

- Танец Хатхор имитирует «колесо жизни», а танец Осириса – наступление смерти, подготовку души к жизни в загробном мире. Неудивительно, что они прекрасно дополняют друг друга.

- Катание шара бога Хепри олицетворяет движение. Оно приносит познание четырех ритмов: движения, сосредоточения, увязывания, изменения.

- Танец древней богини Амратион представляет собой взаимодействие с космической материнской энергией.

Индийская хатха-йога

«Вопрос о перевоплощении жизни воспринимается по-разному, но изначально это понятие зародилось в Индии – как образ "колеса жизни". Согласно индуизму дух может переходить из одной жизни в другую до тех пор, пока он либо не иссякнет, либо не достигнет состояния бессмертного существования. Так, если вы родились женщиной, то в данный период вашего существования вашему духу уготован процесс наполнения, ибо именно эти качества в первую очередь приписываются женщине». (Бен Челеро)

Хотя хатха-йога зародилась в лоне тантризма, она долгое время была чисто мужской практикой. Даже сейчас ее можно отнести скорее к «мужским» путям развития. Длительный период женщинам было строго запрещено практиковать йогу. Первой йогиней в начале XX века стала Ситадеви – супруга Шри Йогендры, основателя первого индийского института йоги. Она вступила в брак в 1927 году и спустя два года сала секретарем института, а позже возглавила «женское отделение». Ситадеви публиковала статьи и выпустила книгу по упрощенной йоге для женщин. Это была первая авторитетная книга по йоге, написанная женщиной, признанная во всем мире и переведенная на несколько языков. Как жена йога, Ситадеви подвергалась критике сторонников целомудрия и отречения. Она отстаивала право женщины на чтение священных текстов и доказывала способность женщин к достижению освобождения.

Основное отличие женской практики йоги связано не с изменением самих техник, а лишь с учетом ограничений, налагаемых организмом. Цель женской практики – приспособление к ограничениям и снятие их по мере возможности. Б.К.С. Айенгар оценил книгу своей дочери «Йога: руководство для женщин» в духе феминизма: «Женщины могут заниматься йогой, как и другими предметами, предлагаемыми университетом». Сама Гита Айенгар определяет цель своего труда с тех же позиций: «Сейчас женщина должна выполнять двойную функцию: отвечать на давление внешнего мира и поддерживать гармонию в семье. Для женщины особенно важно быть здоровой, чтобы противостоять стрессам. Йога может дать необходимое *облегчение*». Женская йога наделяется социальными функциями, и в качестве безусловного долга женщины названо материнство – обязанность женщины, данная ей Богом.

Речь не идет об использовании особых возможностей женского организма для прогресса в йоге, но лишь об применении йоги в облегченном варианте для успешного перенесения менструации, беременности, климакса. Гита Айенгар развеивает предубеждение о необходимости полностью прервать практику во время менструации. Просто в этот период нужно сосредоточиться на выполнении тех *асан*, которые помогают сохранить здоровье и не препятствуют протеканию очищения. *Асаны* должны быть подобраны так, чтобы избежать энергетического истощения и гормональных нарушений. «Половинные» *асаны* выполняются в положении лежа, при помощи ремней и одеял. Они помогают расслабить мышцы и нервы, а также сохранить жизненную энергию. Сидячие *асаны* позволяют устранить напряжение, ибо успокоение ног сказывается на успокоении мозга. Следует избегать перевернутых поз, балансов на руках, прогибов назад, лотоса и других поз со скрещенными ногами, сжатия живота. Лучше отказаться от *пранаямы* в положении сидя или сократить время до 15 минут, воздерживаясь от *бандх и мудр,* замыкающих энергетическую систему, а также *пранаям*, активизирующих восходящие токи энергии.

Можно выделить несколько особенностей практики йоги для женщин, не связанных с физиологией материнства. Например, Андрей Сидерский отмечает, что женская практика должна быть текучей и динамичной, а задержки в *асанах* – короткими и не столь явно выраженными. Принятие формы *асаны* в женском варианте достигается за счет повторений одной и той же фазы движения, тогда как мужчины удерживают *асану* длительное время. Для медитации женщинам чаще рекомендуется *йони-мудра*, где в позиции со скрещенными ногами учитывается строение женского тела и особенностей замыкания энергии. Примечательно, что инструктор айенгар-йоги Свами Рудра, проводя отдельное занятие для женщин, посвятил его преимущественно *асанам* в положении лежа. Конечно, это прекрасно согласуется с даосскими представлениями о горизонтальной ориентации женской энергетической структуры.

Заключение.
«Бессмертие»

«Развитие в социуме. Плюсы и минусы в плане достижения бессмертия». – «Если бы мне такой вопрос задал мужчина, то я бы рассмеялся. И потому смиренно отвечаю: есть плюсы и есть минусы – плюсы для социума и минусы для бессмертного. И два с большим минусом мне за то, что я отвечаю на этот вопрос прилюдно... Перекладывать ответственность за нашу несостоятельность на социум не стоит, даже в вопросе бессмертия». (Бен Челеро)

Даосские практики изначально предназначались вовсе не для развития в социуме, а для достижения бессмертия. Под бессмертием понималась полная трансформация личности, включая даже физическое тело. Современный человек относится к подобным заявлениям недоверчиво, несмотря на документально подтвержденные случаи реинкарнации. Реализовавшиеся женщины древности представлены в китайских преданиях как «бессмертные сестры». В конце концов, они покидали этот мир и «улетали», оставляя лишь пару башмачков.

Если подходить к даосской практике серьезно, то следует готовиться к сложной и регулярной работе над собой. Такое отношение позволит ожидать от нее и результатов, которые сейчас вы не способны даже представить. Но даже одно достижение наполненного состояния способно принести подлинную радость бытия. Оно наступает по завершении этапа подготовки, где вы используете простейшие техники. Вероятно, что и таких изменений окажется достаточно, чтобы вопрос бессмертия потерял актуальность.

Однако при отсутствии учителей неизбежно возникает вопрос о критериях правильности развития женщины в практике. Таким критерием может быть лишь отсутствие подобных вопросов, которое показывает способность женщины к пониманию того, чем она занимается. Но можно назвать еще один критерий – удовлетворение от осуществляемых действий. Оно может быть физическим, энергетическим или духовным. Во всяком случае, правильное намерение позволит действиям складываться самопроизвольно. Тогда из одного действия неизбежно и гармонично будет вытекать другое.

В конце концов, практика перестает быть «бременем» и начинает приносить такое наполнение, что никакие внешние оценки правильности развития не потребуются. Практика делает женщину самостоятельной и зависимой только от самой себя. А ведь именно к этому и стремится каждая современная женщина.

Иньские даосские практики

Методическое пособие

*Автор выражает благодарность
центру «Твоя Реальность» на острове Бали,
за поддержку создания методического пособия
для преподавания в рамках проводимых семинаров.*
(Индонезия, 2012)

Введение.
Принципы построения практики

Данное методическое пособие опирается на общие теоретические принципы, изложенные автором ранее в книге «Женские даосские практики» (2004). Разумеется, любые теоретические принципы могут отрабатываться на практике с использованием различных техник в разном порядке. Вот почему здесь приводится базовая схема в форме алгоритма «если – то», где должны учитываться личные особенности каждой женщины при решении вопросов: с чего начать, на чем делать акценты, как долго практиковать и в какой форме завершать практику. Вы должны сами принимать ответственность за выбор алгоритма, если у вас нет возможности проконсультироваться с преподавателем. Однако для начинающих самодеятельность не рекомендуется, и пособие предполагается как памятка для практикующих с автором.

Давайте выделим сначала самые основные параметры для построения личных алгоритмов практики. Первичное качественное различие в энергиях мужчины и женщины определяется лишь преобладанием ян и инь соответственно. Далее, эти энергии начинают естественным образом проявляться в действии, что приводит уже к структурным отличиям в форме тонкого тела и очевидном физическом облике. Таким образом, прежде всего надо понять, чем нам предстоит заниматься: развивать имеющуюся природную женственность или же, напротив, констатировать ее отсутствие ввиду тотальной социальной эмансипации и пытаться восстанавливать недостающие состояния. В современном западном обществе гораздо актуальнее второй вариант, поэтому строить практику мы будем здесь «от противного».

Проще говоря, это означает, что при беглом знакомстве с вертикальной ориентацией мужской янской и горизонтальной ориентацией женской иньской структур мы предлагает приступать к постепенному переходу от положения стоя через положение сидя (среднее для обоих полов) к положению лежа. Социально активной женщине трудно находиться в лежачем положении неподвижно подолгу – это вызывает у нее только лишнее беспокойство ввиду хаотичной активации янской энергии, которая ведь по-прежнему преобладает, но остается без применения. Многие женщины из мегаполисов жаловались мне, что они не могут «лежать спокойно». Итак, мы предлагаем сначала упорядочить энерноструктуру в положении стоя, более того, задействуя привычное динамическое состояние, но задавая ему четкий ритм.

Следующий важный принцип в построении практики состоит в переходе от общего к частному. Мужчина и женщина имеют некую общечеловеческую структуру, а половые различия модифицируют ее уже вторичным образом. Такие базовые формы, как «сфера на оси» (кстати, так переводится название даосский практики «тай-цзы») должны быть четко отстроены для любого человека, а вот уже ориентация оси и концентрация энергии в шаре зависят в частности от половых различий (точнее, наоборот, они их определяют). Значит, совершенно неправильно непосредственно приступать к работе, например, прямо с орбитами женских органов. Ведь они в любом случае вписаны в более общую структуру, и если она не упорядочена, то занятия частными практиками будут просто безуспешны и бесполезны.

Очевидно, даже при наложении названных двух принципов «сверху вниз» и «от общего к частному» мы уже можем выбрать несколько вариантов технического построения практики. Однако в общем они совпадают, – ведь для женщины именно вертикальное положение будет в наибольшей мере совпадать с мужским (как общечеловеческое), а горизонтальное положение будет наилучшим образом подходить для проработки чисто женских орбит и органов (грудь и матка). Среднее положение (сидя) оптимально для обоих полов, и здесь имеет смысл делать явный акцент на базовую дифференциацию структуры на три дань-тяня – центры сфер главных частей тела, а именно «голова – грудь – живот», а также охватывающую и связывающую их воедино микрокосмическую орбиту (общий контур).

Далее, такие качества, как активность и переменчивость выступают проявлениями янского начала, тогда как пассивность и фундаментальность – иньские характеристики. Разумеется, это вовсе не предполагает, что мужчина не способен остановиться, а женщина всегда неподвижна. Речь идет только о преобладающем или желанном состоянии, которое с неизбежностью опирается на свою противоположность. Как известно, движение и покой – это понятия относительные. В самом знаке тайцзы данный принцип запечатлен в переходе ян и инь друг в друга с зарождением обратной тенденции в самой глубине доминирующего состояния. Предельный покой таит в себе начало движения в силу нагнетания концентрации, а ускоренное движение опирается на прочный фундамент и подвержено инерции вплоть до полной остановки.

На практике подобное соотношение мужского и женского качеств предполагает чередование статических и динамических упражнений. С одной стороны, доминирование женственности означает глубинный покой, фундаментальность как опору для мужской активности, – и именно такое состояние нужно развивать и упрочивать. Но это не означает практиковать исключительно в статике. Ведь обратной стороной медали избытка иньской энергии выступают как застойные явления, так и усиление негативных «земных» свойств, провоцирующих уныние, плаксивость и даже депрессию. Как и в жизни, где женщина всегда взаимодействует с мужчиной, в практике иньские состояния статики и пассивности всегда соотносятся с янскими состояниями динамики и активации, – причем совершенно сознательно.

И здесь мы вплотную подходим к выделению очередного важного принципа различия в структурах, которое тоже определяет построение практики. Мужчина движется по прямой, а женщина живет циклами. Соответственно, составление комплексов будет требовать для каждой женщины выхода на собственный ритм, отмерение личной долготы исходного выполнения каждой техники, выверение частоты периодичности. Конечно, при анализе данности сразу задается направление к выравниванию личного состояния по общим критериям «идеальной» женской структуры, но ни в коем случае не нужно себя «обтесывать под крышку гроба». Присущая жизни женщины среди мужчин неестественность, обусловленная социумом, давно воспринимается женщиной как ее естественное состояние, с чем нужно считаться.

Методически нам придется выделить годовые, месячные, недельные и суточные циклы, где месячный цикл всегда является самым главным для женщины, что явно и отчетливо сказывается на ее состоянии и способности выполнять те или иные практики. Вот почему даже данную нами ниже схему, – с примерно одинаково распределенными позами (стоя, сидя и лежа), – тоже придется вам самим модифицировать едва ли не ежедневно в зависимости от прохождения той или иной точки месячного цикла. Более того, даже подходы здесь могут быть прямо противоположными – по принципу соответствия или компенсации. Так, явное преобладание инь может требовать создание адекватных спокойных условий, а может и, наоборот, востребовать восполнение недостатка ян путем дополнительной практики.

Неудивительно, что у одних женщин период менструации тяготеет к полнолунию, а у других – к новолунию. В идеале, считается, что кровотечение должно совпадать с фазой прилива – то есть менструация приходится на полнолуние. Однако многие современные женщины, особенно проживающие в мегаполисах, констатируют, что у них естественным образом период месячных совпадает или приближается к новолунию. Причина проста – избыток лунной активности провоцирует такой большой прилив энергии вовне, включая внешний социум, что на саму женщину это действует скорее подавляюще, отчего ее организм склоняется к большей сдержанности. Тогда как при наступлении новолуния и внешнем успокоении женщина может позволить себе сильную янскую экспансию в виде кровотечения вовне.

Итак, при достаточно строгой систематизации практик, которая будет приведена ниже, следует не забывать о необходимой вариативности в применении данной схемы. Мы настоятельно рекомендуем начинающим не рисковать самодеятельностью, а проходить индивидуальные консультации.

Исходный ян: «ось + сфера» – динамика стоя

Начинаем «доказательство от противного» с янского (мужского) положения стоя в динамике, упорядочивая вертикальную структуру в движении. Хотя идеальная форма представляется как «сфера на оси», любой социально-активный человек имеет относительно расплывчатое или и вовсе бесформенное облако ауры, слишком слабо центрированное относительно внутреннего стержня, если он тоже вообще имеется. На уровне самочувствия идеальная форма проявляется в виде уверенности (ось) и наполненности (сфера). При неуверенности в себе и правильности своих действий или вовлеченности в плохо отслеживаемую хаотическую активность, вам явно имеет смысл заняться непосредственной реконструкцией энергоструктуры. Способ коррекции заключается в многократном повторении правильных траекторий.

В контексте перехода к иньским практикам все это важно для ослабления влияния привычных янских состояний, не дающих остановиться. Хорошо известно, что попытки заниматься сидячими медитациями или успокоиться в положении лежа, часто приводят к противоположному эффекту, вызывая лишь перевозбуждение психики, буйное роение мыслей и лишнюю тревогу. Вот почему динамические медитации издревле использовались как в индийской тантре, так и в китайском даосизме, где была разработана одна из наиболее широко известных систем – тайцзы. Однако в отличие от разучивания сложных длинных форм, которые исходно направлены на дальнейшее развитие взятой под контроль янской энергии, мы ограничиваемся здесь направлением энергии по простым четким контурам, чтобы перейти к статике.

«Столб». Классическое положение стоя в даосских практиках называется «столб» и требует тщательного выставления исходной позы от стоп до макушки. Ноги подсогнуты так, чтобы (при опускании взгляда вниз) колени закрывали носки, а стопы расставлены на ширину плеч параллельно друг другу. Спина выстраивается путем убирания трех изгибов позвоночника (поясничного, грудного и шейного), что для начала удобнее делать у стены. Голова подвешена за макушку, так что подбородок слегка «утопает» внутрь и вниз. Руки в столбе принимают три разных уровня округлых положений перед телом в зависимости от фазы проработки каждой из трех сфер, располагаясь ладонями напротив живота, груди и над головой соответственно. В динамике мы разводим прямые руки в стороны под нужными углами.

В каждом из названных исходных положений производим вращение всего тела относительно вертикальной оси, описывая ровные окружности руками на каждой сфере, всего 5 положений. Длительность каждой фазы должна быть не меньше 3 минут, чтобы все упражнение в целом занимало около 15 минут. Фактор времени важен: именно настойчивое повторение правильных траекторий постепенно начинает выправлять форму энергоструктуры. А если не забывать, что всякая система инерционна, то для преодоления инерции привычной бесформенности приходится создавать новую инерцию оформления. Так, с очевидностью, сначала приходится долго практиковать, но эффект будет держаться недолго, что вы скоро почувствуете. Однако со временем при регулярной практике достаточно пары движений, чтобы подправить состояние.

Для усиления связности внутренней структуры также при отстройке всех пяти циклов работают глаза (докручивание) и стопы (переминание). А именно, взгляд перемещается влево-вправо по горизонту, не занимаясь при этом внешним наблюдением или рассматриванием, ведь все внимание обращено внутрь. Но увод взгляда дальше физически возможного поворота плеч позволяет как бы «докручивать» сферу на энергетическом уровне. Точно так же задается вовлечение ног в общее вращение тела путем внешне почти незаметных толчков попеременно каждой стопой с посылом импульса в ладонь противоположной руки. Вы словно слегка переминаетесь с ноги на ногу, отчего тело закручивается поочередно в ту и другую сторону. Но без подобных тонкостей поначалу можно обойтись.

Представим мысленно конструкцию, которую мы создаем посредством полностью завершенного цикла вращений туда-сюда относительно оси. При удержании рук в нижнем (45^0), среднем (90^0) и верхнем (135^0) положениях ладони рук описывают четкие окружности, которые словно обручи стягивают всю сферу вашего личного пространства. Для фиксации их в упругом состоянии, что позволяет им держать форму даже после прекращения практики (своеобразный эффект энергетической инерции), важно именно многократное повторение одинаковых движений. Кроме того, после верхнего контура руки снова возвращаются к среднему и нижнему положениям, закрепляя и усиливая их контуры. Всего мы совершаем 5 циклов вращения – подряд или с разбивкой.

Более того, центры ладоней служат естественными точками выхода энергии, и при обращении ладоней внутрь собственной структуры вы начинаете автоматически наполнять сферу своей же энергией (попросту говоря, не рассеивать ее вовне, а сохранять). Четкая форма окружностей позволяет также добиться весьма равномерного распределения энергии внутри энергоструктуры, что крайне важно для подготовки к дальнейшей работе. Обратите внимание, что нижнее и верхнее положения рук заведомо задают ориентацию ладоней вниз и верх соответственно, тогда как среднее положение отвечает за два сектора – вот почему первый раз имеет смысл вращать окружность ладонями вниз, а при возврате в среднее положение – сохранить обращенность ладоней вверх. Это в значительной мере зависит от личных ощущений, как вам удобно.

Наконец, если вы добавляете для отдыха статическое положение после каждой окружности, вращая микрокосмическую орбиту (см. следующую главу), то получается еще более связная и плотная конструкция, где вы постоянно чередуете вращение орбит в одной и другой плоскости, что укрепляет объемную сферу. Обычно я предлагаю добавлять элементы данной конфигурации постепенно, начиная от простого к сложному, чтобы тело просто успевало привыкать к нагнетанию нового структурированного состояния по сравнению с привычной расхлябанностью. Но примерно представлять себе общую картину сразу не помешает.

Микрокосмическая орбита – статика стоя/сидя

Начинающим будет довольно сложно удерживать руки непрерывно целых 15 минут, поэтому допустимо подключать в промежутках при смене положения рук работу с более близким к физическому телу контуром – так называемой «микрокосмической орбитой». Для этого руки плавно переводятся в упор на колени, и делаются несколько циклов вращения орбиты в янском варианте: вдох по позвоночнику вверх, выдох по передней центральной линии вниз. Для смыкания обеих частей орбиты используются два «замка»: собранность промежности и состыковка кончика языка с верхним нёбом. В приведенном упражнении микрокосмическую орбиту можно добавлять отчасти для «отдыха» при переключении в другую плоскость вращения. Обычно она делается специально подолгу в «столбе» в сугубо мужском варианте – для подготовки воина (подробнее см. «выход из практики»).

Здесь сразу же целесообразно подчеркнуть структурную разницу между мужским и женским вариантами вращения орбиты. По наблюдениям, естественное вращение для мужчины (которое часто считается общим для всех людей вообще) происходит снизу вверх сзади и сверху вниз спереди. Однако по мере опыта многие женщины замечали и докладывали инструкторам, что орбита сама собой крутится в обратную сторону – и им сложно заставить ее вертеться по мужскому варианту. Неудивительно, восходящее движение энергии по позвоночнику, при этом сопровождающееся ее качественным изменением или «утончением», всегда считалось сублимационным или янским (одухотворяющим) не только в даосизме, но и в йоге, тогда как женская природа требует «опускания», «заземления», «укоренения». И все же современная женщина далеко не всегда соответствует критериям традиционной женственности.

Разумеется, в янском положении стоя логично налаживать также янское вращение орбиты, одинаково для динамической или статической практики. В самом начале женщина будет нуждаться скорее в самодиагностике, чтобы понять свое исходное состояние. Нужно попробовать оба варианта орбиты (каждый не менее 10-15 минут в день), чтобы постепенно установить для себя наиболее комфортное состояние, возникающее при том или ином варианте. После констатации фактического положения дел женщине нужно принять самостоятельное решение, устраивает ли ее данность или же ей придется заняться коррекцией. Янская женщина тоже бывает вполне удовлетворена своим нынешним качеством, и тогда ей просто не захочется возвращаться к пребыванию в иньских состояниях покоя. Равно как и наоборот, иньская женщина может пытаться «прыгать выше головы», чтобы нарастить ян раньше проработки инь. Не нужно себя ломать – наблюдайте за ситуацией.

Янский же вариант вращения орбиты в положении стоя с постановкой ладоней на колени можно интенсифицировать путем усиленного дыхания. Я использую этот прием в йоге, где пранаяма Капалабхати (акцентированный выдох животом с расслабленным вдохом) актуальна именно в начале практики для разогрева тела и снятия энергетических блоков. Это исходно не даосская практика, и в данном контексте она безусловно янская (как и направление орбиты), но в начале практики вы можете вполне сознательно использовать ее в том случае, если чувствуете негативный избыток инь – сонливость, заторможенность, уныние. Тогда имеет смысл сначала восстановить тонус, снять застойные явления и убрать блоки, прежде чем приступать к упорядочению самой иньской энергии. Всегда важен индивидуальный подход, и я задаю здесь как можно более широкий спектр вариантов в качестве арсенала.

Когда вы сознательно переходите на иньское направление вращения орбиты, лучше сразу сменить позу – не стоять, а сидеть (еще лучше лежать, если вы работаете только с орбитой – но в комплексе желательно менять позы последовательно, не пропуская целый уровень). Итак, при перемене направления вращения орбиты меняем также и позу: делаем янский вариант стоя, а затем сразу иньский вариант сидя. Один из этих вариантов будет ощущаться вами как движение «против шерсти», но это нормально. Именно это ощущение важно уловить, чтобы сделать из него выводы. Далее мы закрепляем иньское движение орбиты, чтобы переходить к более тщательной внутренней проработке всей структуры. В положении сидя вы можете выбрать одну из трех классических поз, предпочтительных для женской практики: на коленях, «журавль» или стопы вместе. Можно сидеть просто скрестив ноги по-турецки или даже на стуле. Важна прямая спина при общем расслаблении.

Имеет смысл сразу напомнить, что классическая поза лотос, которая считается наилучшей для медитации во всех восточных традициях – даосизм, индуизм, буддизм – не будет таковой при акценте на женскую энергию. Причина состоит в том, что лотос очень жестко «запечатывает низы», будучи рассчитан как раз на сильную сублимацию по типу «взгонки» энергии снизу вверх, что безусловно является янским процессом и подходит для янского направления вращения микрокосмической орбиты. Конечно, это прямо противоположно тенденции иньской энергии женщины к заземлению вглубь и распластыванию по горизонтали. Вот почему женщине рекомендуется подключать работу с лотосом постепенно, по мере перехода к проработке ян, а полностью переключаться на медитацию в лотосе только после наступления климакса, когда вообще прекращается основное течение энергии вниз.

Также отметим прямо здесь еще одно важное и очевидное различие между мужской и женской практикой, которое опирается на разницу в способах восприятия и мышления. Мужчина думает головой, его мышление логично и последовательно – то есть он движется по прямой к намеченной цели. Женщина воспринимает мир «нутром» и движется по спирали, постоянно возвращаясь в исходную точку для перепроверки своих ощущений. Итак, янский вариант принятия решений – «думать головой», а иньский вариант – «доверять предчувствию», которое имеет нутряную природу и возникает в самой глубине живота. Вот почему дальнейшее смещение внимания на нижние отделы не должно удивлять – чем больше акцент на женственность, тем ниже центр концентрации, тем ближе само тело к земле, а восприятие – к природе.

Три дань-тяня: голова, грудь, живот – статика сидя

Далее мы переходим от общей орбиты, охватывающей туловище, к конкретизации трех главных отделов – голова, грудь, живот, – каждый из которых имеет центр (дань-тянь) с соответствующей сферой, по даосскому описанию энергоструктуры. Так, «идеальная фигура» даоса выглядит наподобие «снеговика», где шар живота самый большой, шар груди средних размеров, а шар головы самый маленький. Подобная структура отвечает также требованиям к устойчивой конструкции «пирамиды», которую нельзя «свалить» внешними силами. Для женщины именно такая форма наиболее соответствует чисто природным функциям – вынашивание плода (сначала живот) и кормление (потом грудь) не мудрствуя лукаво (в самую последнюю очередь голова). Однако она необходима и для мужчины, придавая ему иньскую устойчивость «воина в бою», опорный фундамент для нанесения и отбивания ударов.

Для медитативной проработки в положении сидя женщине лучше всего принять позу с разведенными коленями и сомкнутыми стопами. В отличие от йогической позы под названием Бхадрасана стопы не притягиваются вплотную к промежности, а наоборот, намеренно отводятся на некоторое расстояние, чтобы образовалось свободное, но замкнутое пространство между ног. В такой позе нет никакой зажатости, но есть собранность. Горизонтальная плоскость расположения ног служит естественной опорой для структуры «снеговика», а оптимальный сгиб колен помогает без напряжения держать спину прямо, положив ладони на голени. Большие пальцы замкнуты на срединные точки внутренней поверхности голеней, которые легко обнаружить даже без знания китайских меридианов по болевому эффекту при надавливании. Итак, все центры выхода энергии на конечностях (стопы и ладони) замкнуты, что бережет «снеговика» от каких-либо дисбалансирующих факторов.

Один из вариантов медитативной проработки трех общих отделов энергоструктуры и тела (голова – грудь – живот) состоит во вращении энергии по контурам так называемых «монад» в каждой из сфер с последовательным расширением контура при его опускании сверху вниз. Форма монады применяется здесь с целью создать контролируемое плавное движение энергии, ведь при вращении по кругу энергия разгоняется, после чего она несется дальше как «белка в колесе», а нам нужно наоборот успокоиться. В качестве отступления, напомню, что данный принцип прекрасно известен в китайском фэн-шуй, который ведь тоже базируется на принципах даосизма. Например, дорожка к входным дверям дома обязательно должна извиваться, иначе энергия превращается в «отравленную стрелу», направленную прямо на дом, и может ранить жильцов или уязвить их благополучие. Здесь работает тот же самый принцип: изгибы помогают установить контроль.

Поскольку форма монады (восьмерка в круге, полностью описываемая одним неразрывным потоком внимания за четыре фазы: полкруга – полвосьмерки – полкруга – полвосьмерки) располагается в плоскости окружности, в каждой сфере можно выделить несколько плоскостей проработки, наподобие бумажного фонарика. Как у системы координат в трехмерном пространстве, главных плоскостей будет три, а если провести дополнительные плоскости под всеми четырьмя углами, то всего их станет семь. Разумеется, столь тщательная проработка каждой сферы занимает много времени: допустим, по 5 минут каждая из 7 плоскостей помножить на три сферы – почти два часа. Если мы встраиваем проработку сфер в контекст общей практики, то для начала можно выбрать всего одну плоскость, в которой и опускать монаду по трем сферам. Тогда каждый раз нам нужно выбирать следующую плоскость, распределяя полный спектр на неделю практики.

Конечно, периодически можно выделять отдельно полный двухчасовой цикл практики для работы со «снеговиком», но он должен быть вписан в работу со структурой в целом как-то иначе на более длительном временном промежутке – неделя или месяц. Более того, сидеть два часа подряд начинающим сложно, и здесь тоже применим принцип чередования статики с динамикой.

Снятие блоков и устранение застоя – динамика сидя

Периоды статической работы (даже с учетом концентрации на внутреннем движении энергии по орбите) начинающим обычно имеет смысл чередовать с динамическими фазами. Проще говоря, для того чтобы избежать физического застоя, важно периодически двигаться. Это отвечает также еще одной из первоочередных задач женской практики – выйти на «свой ритм». Так, если вы крутили женский вариант орбиты в положении сидя на коленях, вы можете сразу после статики добавить **«маятник»**, покачиваясь вперед-назад с прямым позвоночником (как палка), продолжая совмещать эти движения с вращением орбиты: вдох – наклон вперед – энергия вверх спереди, затем выдох – возврат назад – энергия вниз сзади. При сублимации, естественно, все наоборот. Колебания всего тела усилят эффект вращения орбиты в статическом положении.

Одно из хороших упражнений до и после «снеговика» или же в промежутке между проработкой трех отделов – чередование выгибания и прогибания грудного отдела, словно вы попеременно то обнимаете большой шар спереди перед грудью, то ложитесь на него спиной. Оно наиболее органично вписывается именно в работу со «снеговиком», поскольку задействует средний грудной отдел, но также стимулируя отчасти прогибы в шее и талии (голова и живот). Более того, этим упражнением вообще можно заменить вращение монады в среднем грудном отделе. Тогда у вас остаются две статических фазы (голова и живот), а между ними – динамическая связка. Это вариант для непоседливых.

Полностью прорабатывает все тело другое динамическое упражнение, отчасти похожее на йогический Сурья-Намаскар, только выполняется из положения сидя на коленях. Оно служит как бы продолжением «маятника», который мы использовали при переходе от стоячей к сидячей практике. Только наклон доводится до того, что вы полностью ложитесь на колени, касаясь лбом пола, а руки полностью вытягиваете вперед ладонями вниз. Затем с опорой на руки распластываете все тело по полу, так что ладони оказываются по обе стороны плеч. Далее толкаетесь руками от пола с прогибом в грудном отделе (аналог йогической «кобры»). И наконец, опускаетесь на пол, после чего проделываете те же самые движения в обратном направлении. Работает все тело от пальцев рук до стоп (на которые попеременно наваливается вес тела), поэтому такую разминку полезно делать при долгом сидении.

Если вы делаете подряд два динамических упражнения (выгибы и маятник), то первое из них акцентирует грудной отдел и готовит тело к статической медитации на вращении грудной орбиты, а второе уводит внимание в нижнюю часть живота, которую далее вам предстоит прорабатывать при помощи маточной орбиты. Сурья-Намаскар их совмещает. А если предвидеть, что грудная и маточная орбиты всегда делаются в паре, одна за другой, и между ними уже не следует вставлять никакую динамическую работу, чтобы не рвать единый процесс, то потратить больше времени на динамику после «снеговика» вполне логично. Голову можно оставить в покое – далее, при переходе к чисто женским органам, она не участвует в процессе. Вращение монады в голове помогает успокоить мысли и избавиться от них хоть на время.

После проработки «снеговика» в комплексе лучше вставить другое динамическое упражнение, хотя можно проделать любое (по состоянию), поскольку далее продолжается практика в положении сидя. Если вам удобно сидеть в позе с разведенными коленями и сомкнутыми стопами, то здесь хорошо подходит вращение оси позвоночника по воронке, которое служит подготовительной фазой в «Дао Инь» перед медитацией на чувствах. Руки скользят по ногам от щиколоток через голени до колен с краткой четкой фиксацией трех положений ладоней, а все тело движется по кругу: вперед – влево – назад – вправо. Каждое положение тела точно совпадает со следующим положением рук. Конечно, основное внимание будет привлечено к сфере живота, тогда как верхняя часть туловища по инерции совершает вращение, заданное снизу вверх, благодаря удержанию прямого позвоночника. Потом в обратную сторону.

В целом, это вращение служит лишь подготовкой к другому комплексу «Дао-Инь», который мы не рассматриваем здесь полностью, поскольку он в значительной мере самодостаточен и может составлять основу практики для женщины. Взятое здесь вращение позволяет сформировать более конкретную объемную структуру в положении сидя, нежели мы имели ранее в качестве «шар на оси». Ноги формируют почти плоскую платформу, где разведенные приподнятые колени задают основание уходящей вверх невидимой энергетической пирамиды. Тем не менее, весь корпус описывает перевернутый конус с точечной вершиной в промежности и широкой воронкой, по которой перемещается тело по кругу. В проекции это два треугольника, обращенные вверх и вниз и стыкующиеся по одной стороне при наклоне тела вперед.

После вращения можно добавить скручивания, которые служат наиболее сильно воздействующим движением на ствол позвоночника. Мы чередуем скручивания вправо и влево при удержании вертикального положения корпуса за счет сдвига рук: одна ладонь скользит в нижнее положение, а другая асимметрично – в верхнее. При этом мы не забываем также об энергетическом качестве левой и правой стороны тела, где левая является иньской (женской), а правая – янской. При скручивании это означает, что движение вправо следует янскому восходящему потоку, отчего весь позвоночник словно растягивается снизу вверх без наклона; а движение влево попадает в иньскую нисходящую струю, отчего тело проседает как бы провисая на спрессованном позвоночнике. Разумеется, эти движения растяжения и сжатия позвоночника практически незаметны снаружи, но они чувствуются внутри.

Скручивания представляют собой гораздо более тонкую динамическую работу, чем вращения, поэтому добавлять их имеет смысл только при повышенной чувствительности. Они не дадут вам просто снять застойные явления, их задача более изощренная – энергетическая прокачка позвоночного столба за счет легкого воздействия попеременного расширения и сдавливания. Этот прием используется во многих техниках, которые мы скорее отнесли бы к статике, где работает скорее энергия, чем физика.

Орбиты женских органов (грудь и матка) – статика сидя

Вместе грудная и маточная орбиты формируют нечто вроде «энергетического корсета», в который заключены внутренние органы. Это позволяет сохранять и еще более накапливать энергию в самих органах, которую можно использовать как для сублимации, так и для деторождения и вскармливания. Более того, построение орбит путем повторного проведения внимания по контурам запускает направленное течение энергии вокруг этих органов, что снимает имевшиеся блоки, устраняет застойные явления, а значит больше не приводит к негативным последствиям избыточного инь – вроде истерии или депрессии. На определенной стадии такая динамическая медитация может оказаться верным средством профилактики и устранения опухолей, но для полного рассеивания реальной опухоли потоком энергии нужно время и сила.

Каждый из контуров является как бы «сдвоенным»: грудная орбита состоит из двух петель вокруг двух грудей, которые можно описывать поочередно или синхронно, а маточная орбита состоит из передней и задней половин, причем каждая из них проводится в виде двойного контура. Начинающим рекомендуется все время сохранять одноточечную концентрацию, прослеживая вниманием каждый контур, что само вызывает проведение по нему энергии, ибо энергия всегда автоматически следует за вниманием, а поток энергии налаживает кровообращение и иные физиологические процессы. Когда возникает реальное ощущение потока энергии в контурах, можно переходить на практику с объемным вниманием, где вы одновременно схватываете сразу весь контур, наблюдая за течением в каждой из его частей.

Совмещать движение энергии по орбитам с дыханием не рекомендуется, разве только в самом начале, если очень сложно выйти на свой ритм движения. Но напрямую поток в контурах никак не связан с дыханием, поэтому его нужно отпустить, чтобы оно успокаивалось и замедлялось, тогда как течение энергии в орбитах, наоборот, будет лишь усиливаться. Скорость проведения внимания по контурам действительно индивидуальная, и здесь крайне важно не подстраиваться под внешние ритмы, а слушать собственное тело. Вот почему (как при любой внутренней работе) исключена практика под музыку, даже если в тишине вам трудно успокоиться. Важно научиться видеть реальные процессы, а не создавать иллюзии, хотя бы и желаемые. Но не следует потакать энергии, позволяя ей отклоняться, куда ей вздумается.

Поскольку мы следуем принципу «опускания» сверху вниз – от головы к животу, от положения стоя к положению лежа, – закономерно сначала выполняется грудная орбита и только потом маточная. На вращение каждой орбиты в идеале стоит отвести по 15 минут, хотя ознакомительная практика в полном комплексе может ограничиваться всего 5 минутами. Не забывайте, что любая прочная структура создается и поддерживается за счет инерции движения в ней, поэтому, чтобы хаотическое движение энергии перестало сбивать новый процесс и орбиты обрели устойчивость, которая в свою очередь не позволит выбивать систему никакими внешними воздействиями, нужно многократное повторение. Один из критериев реальной концентрации – ощущение энергетической пульсации в матке.

В дальнейшем можно сохранять осязаемое ощущение ношения энергетического корсета даже в повседневной жизни. Он не только предотвратит лишнее рассеивание энергии и ненужные эмоциональные западания, вроде стихийной влюбленности по типу «солнечного удара», но и предохранит вас от внешних воздействий, вроде нежелательных попыток соблазнить или приворожить со стороны лиц, вступать в отношения с которыми не представляется желательным или правильным. Появляется чувство собранности, которое и составляет основу женского целомудрия, сдержанности, верности (избранному супругу или наоборот монашеским обетам) и пр. Кроме того, это надежная защита от негатива с сексуальной окраской – ревности других женщин, сглаза завистниц и прочей «черной магии».

Построение «единого центра» в матке – динамика лежа

Дальнейшие действия тоже достаточно органичны: мы опустили внимание в живот, что само требует перехода к горизонтальному положению лежа, а также добились (в идеале) пульсации матки, что позволяет целенаправленно создавать «единый центр». Кроме того, после длительной статической медитации тело само собой нуждается в подвижности. Итак, переходим к валяниям на полу с центрацией в матке. Разумеется, мы не теряем всю построенную структуру, а задействуем в дальнейшей практике все упроченные элементы, такие как сфера, ось, орбита, снеговик и пр. Все они с очевидностью будут нам помогать и проявляться в следующей технике, которая является гораздо более конкретной по своему воздействию. К тому же она включает в себя частое чередование раскрытия с собиранием, что позволяет наполняться.

Лягте на пол в наиболее раскрытом состоянии – руки и ноги расправлены как морская звезда под равными углами, так что ладони и стопы четко вписаны в окружность, центр которой проецируется в матку. Одним движением сомкните ладони над головой и стопы под промежностью, не отрывая от пола локти и колени – это положение более собранное, но оно еще раскрыто. Всем телом повернитесь на правый бок, смыкая локти и колени, – здесь все тело закрыто и расположено по одну сторону от вертикальной оси. Вернитесь в среднее положение, вытянитесь всем телом в прямую линию от пяток до пальцев рук, затем снова вернитесь в среднее положение и повернитесь на левый бок симметрично предыдущей позиции на правом боку. Через среднее положение снова раскройтесь как «морская звезда».

Этот комплекс можно немного модифицировать, если сделать акцент сначала на центральную ось – тогда исходным и завершающим будет положение с вытянутыми на одной прямой руками и ногами. В таком случае его можно убрать из середины комплекса. Вся последовательность становится более короткой и компактной, и ее проще освоить начинающим. Однако в ней совершенно отсутствует фаза полного раскрытия, которая, впрочем, наиболее энергоемкая. Вообще, возможны и другие модификации порядка движений, но важно одно – сохранять концентрацию на построении «единого центра» в матке, находящегося на центральной оси и выступающего центром главной сферы. Не так важна техника, как наработка самого ощущения центрированности и собранности.

Здесь должно сработать уже развитое ранее чувство своего ритма, чтобы движения конечностей были синхронизированы с одинаковой скоростью. Чем естественнее движение, тем дольше можно выполнять весь комплекс без усталости. В любом случае, критерием для остановки вам послужит собственное ощущение пересечения той границы, за которой явное чувство облегчения и наполненности от практики переходит скорее в необходимость прикладывать усилия для ее продолжения. Именно в этой точке нужно завершать практику – причем это правило по большому счету касается работы с любой техникой, и такой подход гораздо надежнее и точнее отмеривания нужного времени по часам или таймеру. Исходно зафиксированную длительность имеет смысл постепенно растягивать по мере накопления опыта.

Если вы устаете слишком быстро, не успевая почувствовать никакого эффекта, можно разбить данную практику на несколько циклов. Проделайте последовательность всего несколько раз подряд, остановитесь в предельно раскрытом исходном положении «звезды», и продолжайте практику лишь мысленно, сохраняя тело неподвижным. Когда тело отдохнет, а усилившееся движение в энергетическом теле начнет снова затягивать физическое тело, сделайте еще несколько последовательностей реально, а не только мысленно. Такой подход можно воспроизвести несколько раз. Другой вариант мысленной работы во время передышки – не воспроизводить мысленно последовательность целиком, а лишь попеременно собирать внимание к центру и расширять его на всю сферу до периферии, совмещая с дыханием.

Алхимическая орбита: захват дань-тяней – статика лежа

Переходим теперь к статической медитации в положении лежа – то есть только теперь мы добрались до предельно иньского состояния, выраженного одновременно в горизонтальной ориентации, покое и неподвижности, наполненности и удовлетворенности. Прежде всего, давайте разучим правильные положения тела для медитации, поскольку мы продолжаем здесь работать со структурой, причем на еще более конкретном уровне. Таких положений два – на спине и на правом боку, причем в каждом из них можно будет делать значительную часть той работы, которую мы проводили выше в положении сидя. Практически все иньские орбиты допускают медитационное положение лежа. Но вот злоупотреблять им тоже не стоит, чтобы не впадать в излишнюю сонливость и не расслаблять чрезмерно мышечный корсет без всякой нагрузки.

Даже если вы делаете практику непосредственно перед сном, настоятельно не рекомендуется заниматься прямо в постели по нескольким различным причинам. Во-первых, вы легко можете соскользнуть в сон, пропустив фазу сознательного завершения практики, которая очень важна для закрепления эффекта. Далее, медитативное или сонное состояния – это совершенно разные качества не только сознания, но и энергии. Ваша постель копит и хранит атмосферу бессознательного высвобождения хаотической и часто негативной энергии, потому такое место меньше всего подходит для медитации, где предпочтительна специально очищенная атмосфера. Конечно, вы можете медитацией «очистить» себе место для сна, но это годится для продвинутых практикующих, а у начинающих не хватит силы.

В положении лежа на спине, согните ноги в коленях так, чтобы полностью убрать поясничный прогиб позвоночника и положить всю спину на пол (точнее коврик) вплотную. Конечно, поверхность должна быть достаточно упругая и не проваливаться

– еще одна причина, по которой не подходит мягкая постель, а нужен резиновый коврик или плотный палас. Стопы параллельно тоже в плотном контакте с полом, хотя и без нажима, на таком расстоянии, при котором согнутые в коленях ноги даже при полном расслаблении не будут ни разваливаться в стороны, ни соединяться коленями. Это расстояние в силу разных пропорций строго индивидуальное, поэтому для начала вы можете подвигать ногами, чтобы найти «свое» наиболее удобное положение. Руки смыкаются ладонями на центре живота, левая сверху.

Напомним, что левая половина традиционно считается «женской» по качеству энергии, причем не только в даосизме, но и в йоге, где именно с левой стороны проходит канал лунной энергии Ида, задающий соответствующее иньское состояние. И для того чтобы активировать этот канал, делается акцент на дыхание через левую ноздрю, которая сама открывается естественным образом в положении лежа на правом боку. Точно так же здесь для иньской медитации выбирается именно положение лежа на правом боку, которое автоматически способствует раскрытию левой «женской» половины, насыщая иньское состояние. Правая ладонь замыкается плотно под правое ухо. Левая ладонь покоится на левом бедре или замыкается на центр живота. Ноги согнуты по-прежнему, как лежа на спине, словно вы повернулись, не меняя формы.

Можно воспроизводить здесь работу с микрокосмической орбитой (в иньском направлении вращения), проработку монад трех отделов (голова – грудь – живот), орбиты женских органов (грудная и маточная). Но если вы уже проделали все ранее сидя в заданном комплексе и перед вами стоит задачи собирания всей практики и закрепления эффекта, то для такого случая лучше всего подходит так называемый Таньянский метод. Хотя исходно это алхимическая орбита, то есть она направлена на сублимацию и связывание энергии, которые характеризуются янским качеством, мы можем снова изменить направление вращения на иньское, тогда как дополнительные петли орбиты воспроизводят оформление трех дань-тяней, которое мы осуществляли ранее при помощи объемных монад. Получается компактный «снеговик».

Данную орбиту проще понять по схеме, но все же приведем последовательное описание. По форме это хорошо известная вам микрокосмическая орбита, но когда вы ведете внимание по спине, производится захват петлей внутреннего пространства грудной клетки (точка входа-выхода соответствует проекции центра между лопатками), и орбита продолжается без перерыва; производится аналогичный захват петлей внутреннего пространства головы (точка входа-выхода расположена на макушке или в межбровье), а затем с передней стороны осуществляется интервенция внутрь живота (точка входа-выхода находится в центре живота или в пупке). Всего делается три петли, внутри они как бы заходят в свободное пространство между друг другом и самой орбитой.

Если практика выполняется не вечером перед сном, а утром или днем, то положение лежа никак не может быть завершающим, поскольку нам надо вернуться к повседневной активности. В таком случае, уже в горизонтальном положении следует предусмотреть зарождение ян в инь (очевидное в знаке тайцзы как белая точка в черной половине круга). Состояние зарождения внутреннего ян во внешнем инь легко задается как раз сублимационным «мужским» направление орбиты при сохранении горизонтальной «женской» позы. То есть мы просто крутим алхимическую орбиту в исконном янском направлении, где энергия движется вверх сзади и вниз спереди. Тогда сама практика постепенно нагнетает тенденцию к активации, побуждая вернуться в общее положение сидя.

Если вы заканчиваете практику вечером перед сном, то в любом случае нужно собрать всю энергию путем вращения орбиты, затем перевести ее в нижнюю сферу живота, сделать несколько кругов руками (левая сверху) по поверхности живота (по часовой стрелке – в направлении изгибов кишечника), концентрически стягивая их к центру, где задержать руки на некоторое время, мысленно собирая, центрируя, фиксируя всю проделанную работу. Когда же возникло ощущение целостности, руки можно мягко отпустить и вернуть внимание во внешний мир. Впрочем, даже если вы не сразу ложитесь в постель, не рекомендуется рассеиваться на дополнительные возбуждающие факторы, вроде смотрения телевизора или составления бизнес-плана назавтра.

Выход: пять плотных органов – возврат в положение сидя

Внимание! Все последующее актуально для выполнения только в утреннее и/или дневное время, но не рекомендуется вечером.

Вернувшись в положение сидя можно выбрать простую позу со скрещенными ногами для продышивания и массирования пяти иньских органов. Но можно работать и в полулотосе. То есть здесь вместо чисто энергетического воздействия оказывается прямое давление на физическое тело, чтобы оптимизировать работу органов, устранить остаточный застой после иньской практики и вернуться в мир, построенный по «мужским» законам. Именно иньские плотные органы служат резервуарами для накопления избыточной иньской энергии, которая в чрезмерной концентрации провоцирует на выбросы через негативные эмоции. Всем известны женские стервозность и/или истеричность. В китайской медицине давно подмечено, какие именно органы отвечают за тот или иной эмоциональный дисбаланс.

Пять «плотных» органов – это сердце, легкие, селезенка, печень и почки, то есть органы, не имеющие внутренней полости, как, например, желудок и кишечник, которые, наоборот, считаются янскими, или «полыми». Согласно даосизму, страх травмирует почки, беспокойство – селезенку, гнев – печень, веселье – сердце, а плач – легкие. В свою очередь, нарушение работы органов может провоцировать неконтролируемое проявление соответствующих негативных эмоций. А значит, здоровый даосский адепт вообще эмоционально нейтрален, он остается невозмутимо спокойным в любой трудной ситуации, и только слегка намечает тенденцию к проявлению тех или иных чувств, но словно хорошо выверенный маятник, быстро возвращается в исходное нейтральное состояние. Он хорошо владеет собой, не поддаваясь на искушения.

Иньское состояние «совершенной женщины» – это тоже спокойствие, наполненность, чувство собственного достоинства, неподвластность стихийным чувствам. Китаянки вообще очень сдержанны – это следствие многовековой даосской культуры, которая ничем неискоренима даже в современном социуме. И лишь разбалансировка делает женщину чрезмерно эмоциональной. Обратите внимание, что пагубно влияют на организм не только те эмоции, которые мы все привыкли относить к негативным, но и... веселье. Китайские врачи говорят, что «радость иссушает сердце». Действительно, радость – это явно выраженное янское состояние, которое хорошо в умеренной дозе для поддержания тонуса и благополучия, но неумеренная радость истощает энергию сердца как иньского плотного органа. Неудивительно, всем известны случаи инфарктов при получении неожиданной благой вести.

Итак, сначала мы выполняем продышивание пяти органов (легкая активация), затем массирование (физическое воздействие). Продышивание предполагает, что вы просто помещаете руки на расстоянии от каждого из органов по очереди (или свободно без нажима кладете ладони на тело напротив этого органа) и посылаете энергию на выдохе из рук в орган, а на вдохе расширяете саму зону органа, впитывая и усваивая всю полученную энергию. Это очень похоже на дистанционное рейки в применении к себе. Однако, разница в том, что для работы вы не получаете никаких передач символов, которые модулируют энергию определенной частотой, а вместо запрограммированного ченнелинга передаете свою энергию по структуре, насколько она к настоящему времени разработана. Не нужно форсировать события, пытаясь нагнетать воображением больше энергии, чем есть на самом деле.

Массаж органов производится разными движениями со сменой положения ног. Для асимметрично расположенных органов (печень находится справа, а селезенка слева) выбираются позы с асимметричным же положением ног (одна спереди – другая сзади), чтобы акцентировать воздействие на орган уже самим положением тела. Печень и селезенка прохлопываются мягкими движениями, почти без отрыва ладоней от тела, но с проникновенным толчком. Для остальных органов выбирается симметричное положение со скрещенными ногами – это вкручивание почек, расширение и поддерживание легких, круговое поглаживание для успокоения сердца. Все движения мягкие, плавные, въедливые – то есть сам массаж можно характеризовать как «иньский» по качеству его воздействия, которое уходит вглубь, не травмируя органы.

В любом случае, физическое давление оказывает довольно резкое взбадривающее и активирующее воздействие, поэтому после массажа в положении сидя тело закономерно готово перейти в положение стоя. Так мы возвращаемся к началу комплекса, но уже в совсем новом состоянии. Если ранее мы успокаивали янскую взвинченность, чтобы успокоиться и наполниться, то теперь мы выводим наполненность на поверхность как проявление мощных слаженных действий. Собственно, вся иньская практика и нужна была для создания прочного фундамента как надежной опоры для деятельности и развития. Без такой опоры любого человека носит, словно лист на ветру. Здесь мы реализуем даосское «действие в бездействии», или же постигаем на практике философское «недеяние» как «следование естественности».

Нетрудно догадаться, что практикующий йог или даос должен избегать пользоваться услугами массажистов, если он сам не понимает, что именно будет с ним делать «профессионал». Разумеется, это не касается массажа в рамках соответственно аюрведической или китайской медицины, поскольку сами системы традиционно сбалансированы и подогнаны так, что внешнее воздействие будет соответствовать внутренней тенденции к развитию. Однако в современном мире многие делают массаж просто для отдыха, расслабления или получения удовольствия, не обращая особого внимания на стиль. Многие делают массажи, особенно «экзотические» даже просто из любопытства, чтобы испытать хоть какие-нибудь новые ощущения. Однако, женщине в контексте иньской практики едва ли подойдет тайский массаж с знаменитыми «заломами рук» и «выдергиваниями ног», больше похожий на принудительную йогу с партнером-массажистом. Будьте осторожны, иначе вы рискуете потерять свои наработки, позволив переформировать свою структуру внешним образом.

Выход: классический «столб» – возврат в положение стоя

Возвращение в положение стоя предполагает выполнение трех позиций «столба» (соответственно трем фазам вращения руками) для закрепления структуры. Это именно силовая позиция, которая соответствует состоянию воина в битве, которого невозможно победить, то есть в буквальном смысле «свалить с ног». Выверяем все тело как вначале: выставляя стопы, колени, бедра; выправляя три изгиба позвоночника. Три положения рук соответствуют трем дань-тяням, которые мы прорабатывали в форме «снеговика», и каждое из них удерживается хотя бы по 3 минуты (меньше просто бесполезно). В нижнем положении округлые руки расположены так, что центры ладоней сходятся в проекции в центре живота; в среднем положении – в центре груди; в верхнем положении – в центре головы (ладони вывернуты наружу и «держат небо»). Все отличие трех позиций – именно в уровне поднятия рук.

В идеале, «столб» нужно практиковать отдельно, доводя время выдержки до 1-2 часов. Считается, что даже выполнение одной этой техники позволяет полностью очистить и открыть все каналы тела. Это верно только в том случае, если поза выставлена правильно, тогда она действительно работает, так что по мере ее удержания напряжение сменяется «вынужденным» расслаблением, при котором у начинающих может начаться даже довольно сильная тряска от снятия блоков, а в дальнейшем она переходит в состояние более тонкой вибрации всего тела, словно оно пронизано током. И только при длительной практике положение станет привычным настолько, что кажется как будто больше «ничего не происходит». Это и есть самый лучший результат, когда найден верный баланс между опорой инь и осью ян. Прекращение ярких переживаний не означает, что практика перестала быть эффективной, наоборот, это критерий успеха в освоении и удержании положения.

Весь наш практический комплекс можно завершить прямо в «столбе», сделав аналогичные завершающие круги руками по животу, как предлагалось закрывать практику в положении лежа вечером перед сном. Однако можно добавить фазу промежуточной динамики, сделав всего несколько движений руками по круговым траекториям, с которых мы начинали вход в практику. Второй вариант: пройти несколько кругов по полу, выставляя стопы по «монаде» – той самой форме, которую мы использовали ранее для упорядочивания движения энергии в пределах каждой из трех сфер «снеговика». Этот способ берется из багуа, которое представляет собой совсем отдельную практику (вроде тайцзы), но она очень подходит для женщин именно в силу кругового, а не линейного движения. Вообще, можно взять на вооружения занятия багуа как таковые, поскольку там тоже производится вся нужная внутренняя отстройка. Однако не будем углубляться – только наметим.

Вся суть заключительной динамики, если вы решаете ее добавить, – сделать несколько упорядоченных движений прежде чем вы снова начнете использовать тело в качестве инструмента для деятельности. В динамической практике движения делаются для тела, и прямо наоборот, в повседневной активности движения тела служат для достижения неких внешних целей. Промежуточная между практикой и жизнью «динамическая связка» позволяет не разрывать внутреннее и внешнее, делая более плавный переход от практики к будням. Сходный подход используется также во многих других медитативных системах: например, в випассане ходьба является отдельной фазой медитации, но к практике относится и ходьба по пути в столовую, когда раздается гонг на обед, которая считается просто медитацией на повседневной деятельности. Если в практике это ходьба ради ходьбы, то во втором случае вы идете к пункту назначения, но не прерываете саму практику.

Заключение.
Алгоритмы практики
по принципу «если – то»

Варианты видоизменения и перестановки техник с сохранением базовых принципов приводились нами по ходу дела. Всегда ведь есть возможности изменения порядка выполнения упражнений, увеличения или сокращения длительности удержания, смещения практики в суточном и/или месячном циклах, расстановки частей комплекса на разное время и/или в разных местах, модификации практики в особенных личных состояниях (месячные, болезнь, занятость и пр.), даже подключения техник других традиций (йога, танцы и пр.). В том, что касается деталей, спектр вариаций очень широкий, особенно когда накапливается практический опыт, и вы начинаете чувствовать, какие именно движения или техники нужно сделать, чтобы перейти из текущего состояния в то самое, которое представляется вам желанным или нужным. Вот почему так важно с самого начала определить исходный пункт и цель.

Но и при самом общем построении комплекса возможны существенные подвижки. Например, вся схема «стоять – сидеть – лежать» может быть в корне изменена или редуцирована. Многое зависит от исходного состояния и намерений коррекции. Не менее важно учесть время и место текущей практики. Имейте в виду, что положение сидя выступает промежуточным, или средним, а значит, именно оно наиболее приемлемо даже при исходных перекосах в соотношении ян/инь. Оно также оказывается общим для мужчин и женщин при их совместной практике. Как шутил один даосский мастер: мужчина главнее женщины, когда они стоят, но женщина главнее мужчины, когда они лежат. Очевидно, они равны только тогда, когда они сидят – и это положение можно делать базовым для выравнивания ян и инь внутри своей структуры.

Перспективы же сублимационных и трансформирующих практик остаются скорее неким маяком при начальном подборе комплекса. Начинающему бесполезно и даже опасно использовать методы полного преобразования энергоструктуры, пока она еще не стабилизирована в самых основных аспектах, а прежде всего – пока не создано то иньское основание, которое далее будет служить надежным заземлением и укоренением, что мы неоднократно здесь повторяли и подчеркивали. Данная методика направлена именно на его построение и упрочение. А иначе возможны эффекты вроде «синдрома кундалини» у тантриков, когда в результате резкой «взгонки» энергии снизу вверх (не успевая подготовить организм к таким радикальным переменам, да и не собираясь очистить саму энергию, отчего грубые вибрации попросту ломают тонкие верхние настройки), что по даосским меркам соответствует явному янскому перекосу, человек попросту сходит с ума или серьезно заболевает. Начинающим это не грозит, если правильно выставлять ориентир!

Когда вы заведомо ориентированы впредь на одиночное самодостаточное существование, не планируя обзаводиться семьей и рожать детей, акцент на сублимацию можно задавать с самого начала. Но делать это нужно постепенно и контролируемо, так сказать «в час по чайной ложке», чтобы вы успевали отследить эффекты, приучить тело и психику к новым реалиям, выждать и подготовиться к последующим шагам и пр. Более того, при полной осознанности процессов у вас остается некая гипотетическая возможность «передумать» и вернуться к созданию семьи, если ситуация поменяется в корне. Здесь уместно ориентировать на другое даосское направление, представленное на Западе мастерами Мантек Чиа и Мэниван Чиа. Так, в янской даосской практике для женщин, ориентированной на усиление и удлинение оргазма при использовании «мужского» варианта орбиты, которое в пределе может привести даже к прекращению менструации (или «убиению красного дракона»), возврат все-таки возможен – вы можете потом восстановить месячные и забеременеть. Но для этого нужно всегда ясно и отчетливо понимать, что именно и зачем вы делаете.

Приложение.
Опыт применения
данной методики в группе

Хотя в таком виде я давала много индивидуальных консультаций, приведу здесь только опыт инструктора Алены Спила (Рига), которая после дистанционного обучения по скайпу не только модифицировала комплекс для себя, но и создала новую группу, о чем и написала мне спустя два месяца:

«Практиками занимаюсь сама и с группой, которую назвала "Женские практики на каждый день". По полтора часа три раза в неделю.

Пока занятия проходят в таком режиме – выстраиваем ось, закручиваем сферу. Так как уже есть те, у кого ощущение сферы стало довольно реальным, добавляю практику очистки – прошу представить на уровне третьей чакры солнечный шарик. На вдохе он расширяется, на выдохе наполняет всю сферу, выводя за ее пределы "темные пятна", как бы очищая и наполняя сферу светом. Потом крутим снеговика и малый круг.

Заканчиваю занятия по-разному в зависимости от запросов, настроения группы, лунного дня. Чаще всего это практики с анахатой или второй чакрой. Орбиты в группе пока не крутим – рановато».

В работе с группой для начинающих прекращать практику уже после «снеговика», не считая людей готовыми переходить к орбитам органов, неудивительно, ведь их воздействие довольно сильное. То есть уже здесь начинается выход из практики – а именно, возврат к более общему контуру микрокосмической орбиты. Примечательно, что для завершения она иногда дает работу с чакрами в индийской традиции – Анахатой (грудная) и Свадхистханой (сексуальная). Такое завершение тоже логично, ибо оно отчасти замещает работу с орбитами органов, акцентируя лишь зоны их расположения. Согласно исследованиям, чакровая система находится на более грубом уровне, чем даосские дань-тяни, поэтому с ними проще работать в принципе.

Что же касается предложенного варианта энергетического очищения с выводом «темных пятен» за пределы личной сферы, то данную технику мне пришлось подкорректировать. Прежде всего, подключение работы с внешним пространством – это совсем иной уровень работы, который не дается начинающим, благо им нужно сначала разобраться в себе. В даосизме есть достаточно четкая грань перехода от работы с микрокосмом к включению в нее макрокосмической орбиты, то есть взаимодействия со вселенной. В данном методическом пособии мы сознательно ограничиваемся микрокосмической орбитой, занимаясь только своим внутренним пространством, корректируя и/или создавая его структуру.

Дело в том, что просто выброс негатива во внешнюю среду оказывается экологически неграмотным в астральном плане. Разумеется, выводя представлением «темные пятна» наружу, вы реально загрязняете место своего обитания, отчего будет хуже не только другим его обитателям, но и вам же самим. Так способна нагнетаться идея контраста между собственной чистотой и внешней негативностью, которая не только неадекватна, но и начинает работать на то, чтобы превращать воображение в реальность. Таким образом лишь усиливается эгоизм, и многие астральные учителя предостерегали от подобного обращения со средой. Здесь мы выходим за рамки даосских практик к глобальным вопросам, которые в каждой традиции решаются своими методами.

На начальном уровне при необходимости избавиться от негатива, лучше использовать «отводные каналы» или прибегать к помощи «чистильщиков». В первом случае, вы можете отправлять негатив глубоко в землю, чтобы он перегорал в раскаленном ядре земли, либо смывать его прочь в священных источниках (хотя бы и воображаемых). Во втором случае, можно обращаться напрямую к соответствующим божествам или святым, которые выслушивают исповеди и помогают снять груз грехов и страданий. На более высоком уровне вместо выведения негатива вовне вы осознанно перерабатываете его в позитивную энергию прямо внутри своей энергоструктуры, используя для этого более продвинутые методы. К ним относятся также многие тантрические и даосские техники сублимации, которая по сути является «рафинированием».

Наконец, очень тонкий момент в завершении практики – это предложенное акцентирование некоего отдельного центра с ориентацией на текущее личное состояние. В данной методичке я веду проработку от общего к частному, чтобы избежать каких-либо перекосов в структуре, и наоборот, даже выравнивать имеющиеся акценты. Хотя особый шарм каждой женщине придает именно ее неповторимая индивидуальность, которая создается своеобразной энергетической загадочностью от личных акцентов, совершенная женщина – это классическая особа, в облике и структуре которой «все прекрасно». Здесь мы занимаемся преимущественно такой работой по воспитанию «настоящей женщины», совершенной во всем – с ног до головы, с гармонично развитой энергоструктурой.

Разумеется, завершать практику акцентированием вместо выравнивания тоже можно, но нужно учитывать несколько важных моментов. Прежде всего, само это акцентирование можно делать только на фоне хорошо проведенного выравнивания и наполнения. Тогда оно будет не столько создавать очередной перекос, сколько задействовать полностью внутренние ресурсы для решения каждой конкретной насущной задачи. Это подобно тому, как человек «с головой уходит в дело», которое для него интересно и которым он любит заниматься. Кроме того, здесь крайне необходима развитая интуиция, позволяющая безошибочно отличать реальные задачи от навязчивых идей, пустых волнений, преходящих капризов и пр. Выбор акцента должен быть очень точным и верным в контексте. Так, предложенный вариант завершать работу концентрацией на одной чакре предполагает понимание чакровой структуры в связи с функциями организма и организацией связей в социуме.

Принципиальна в этом примере именно его гибкость, где человек на уровне инструктора, владеющий методикой в целом, может творчески ее модифицировать по мере получения опыта и обратной связи от членов группы. Именно на практике развивается умение чувствовать правильность самого построения практики и адаптировать ее к существующим реалиям. Техники –

это вроде кирпичей, из которых можно построить самые разные памятники архитектуры. Так же творчески надлежит относиться к построению и «обживанию» собственной энергоструктуры.

Иллюстрации

Динамический комплекс: отстройка структуры «ось + сфера»

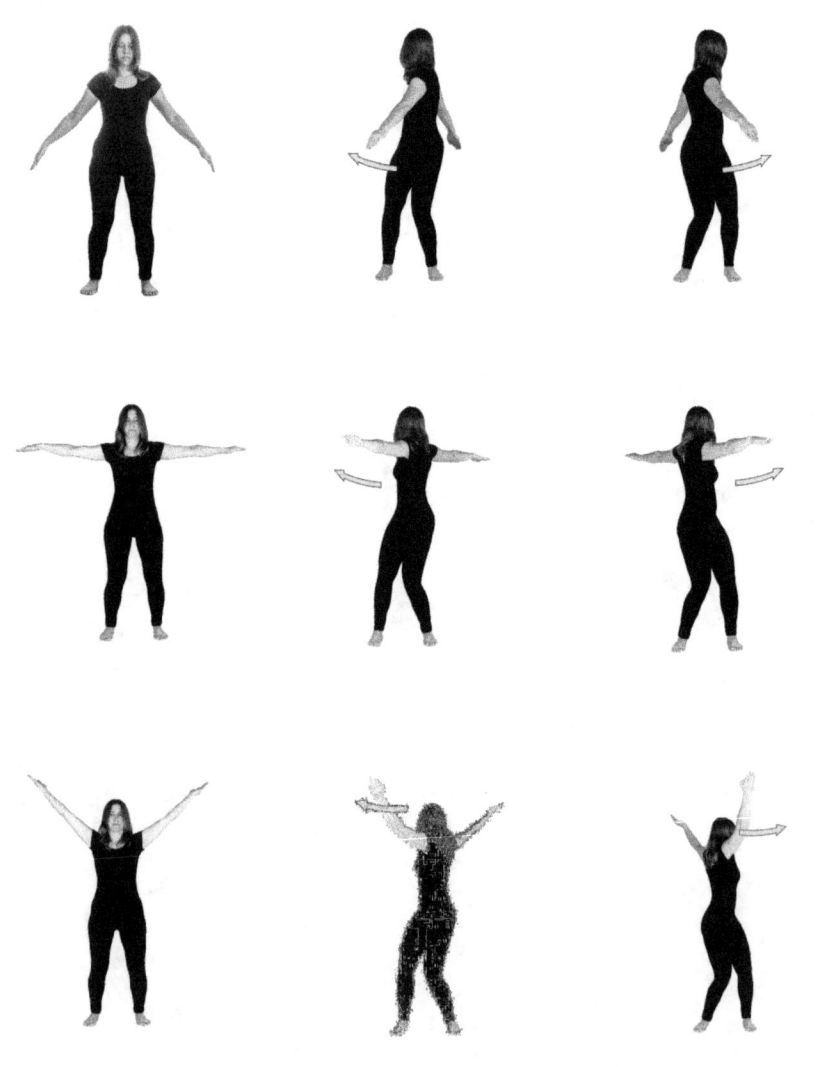

Микрокосмическая орбита: янская (стоя) и иньская (сидя)

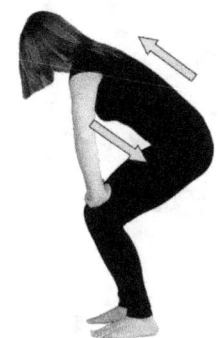 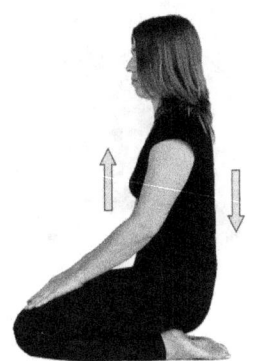

Иньские положения сидя для статической внутренней работы

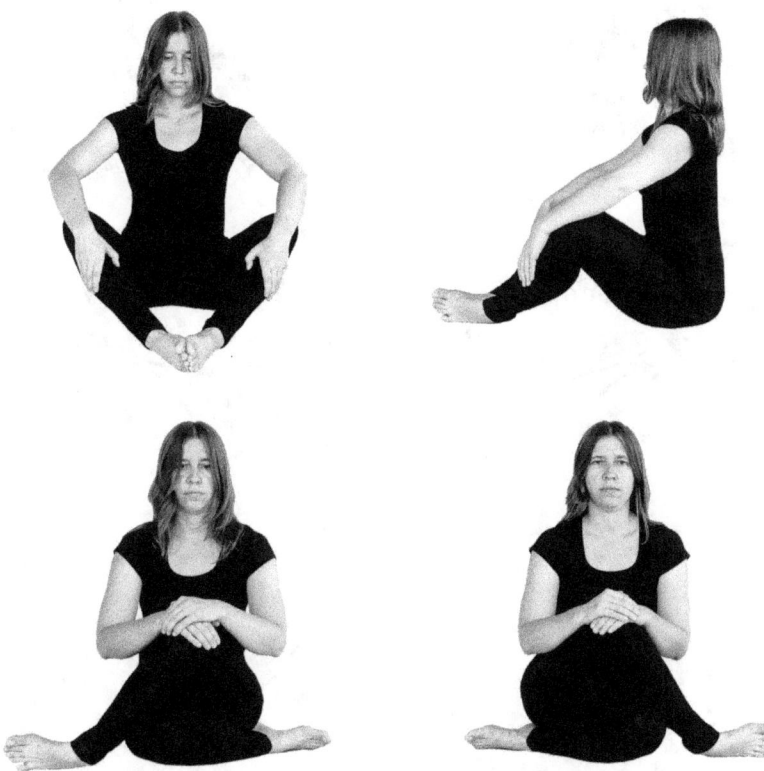

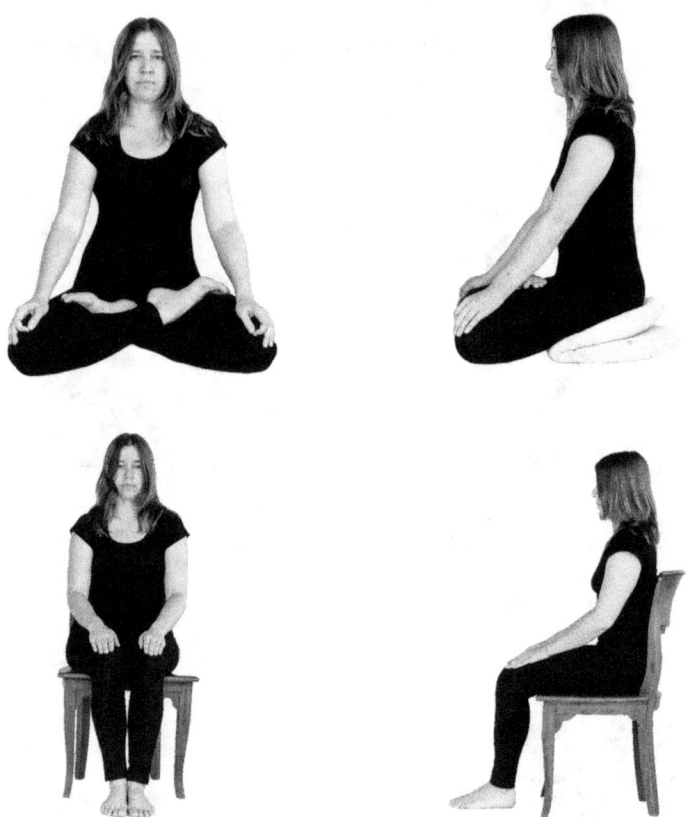

Схема вращения по «монаде» в любой избранной плоскости

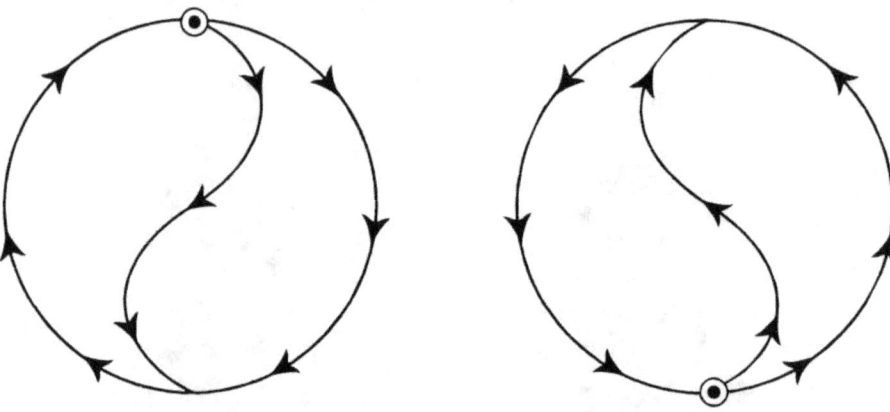

Схема вращения по «монадам» в объеме (сфера головы)

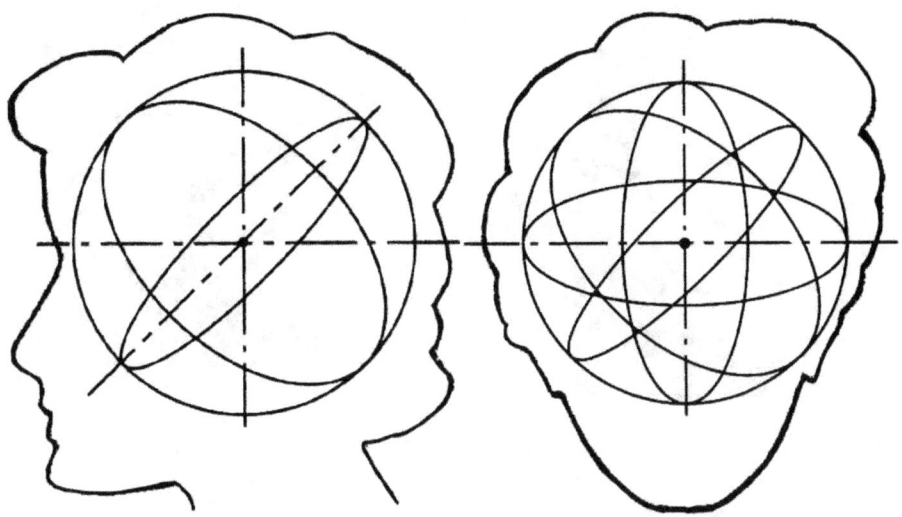

Схема вращения по «монадам» в объеме (сфера живота)

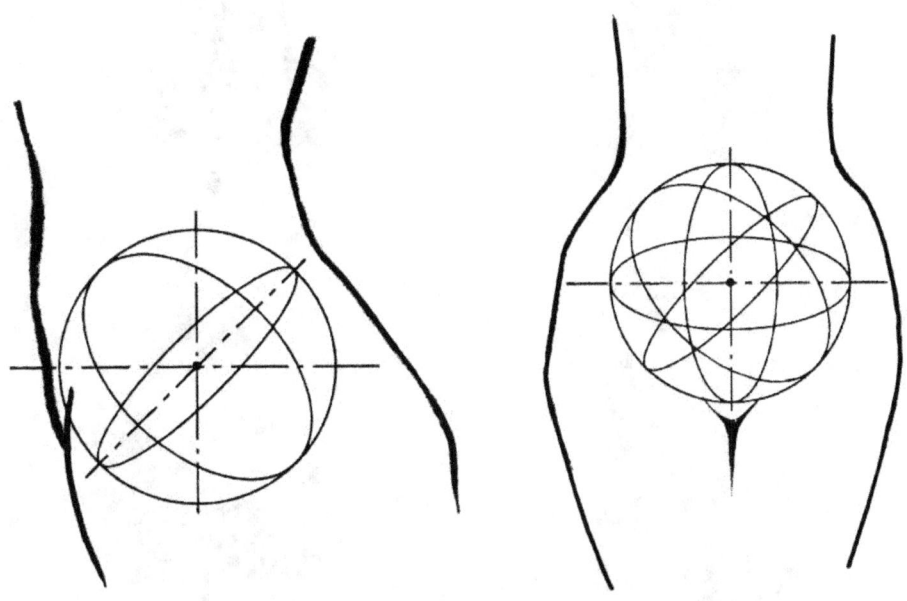

Динамика в положении сидя – маятник и прогибы груди

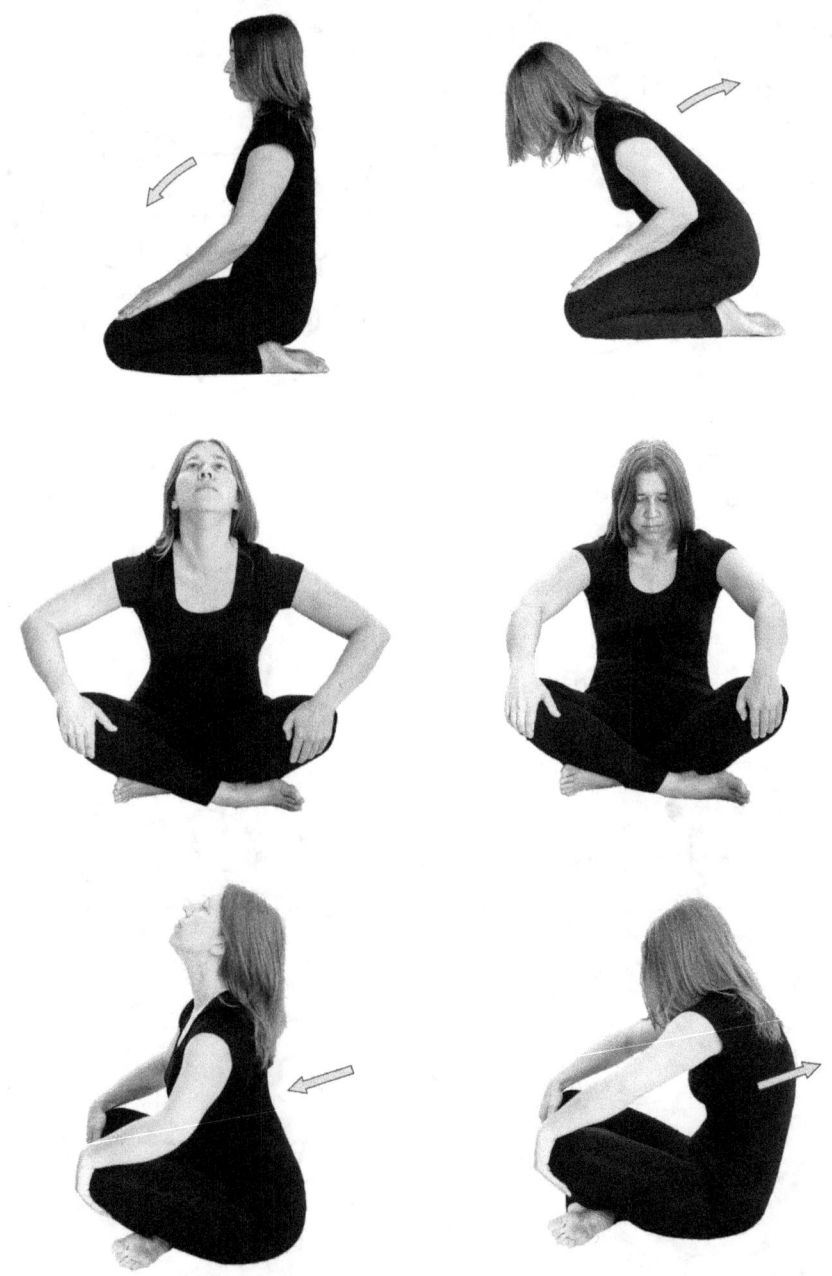

Динамический комплекс сидя – иньский Сурья-Намаскар

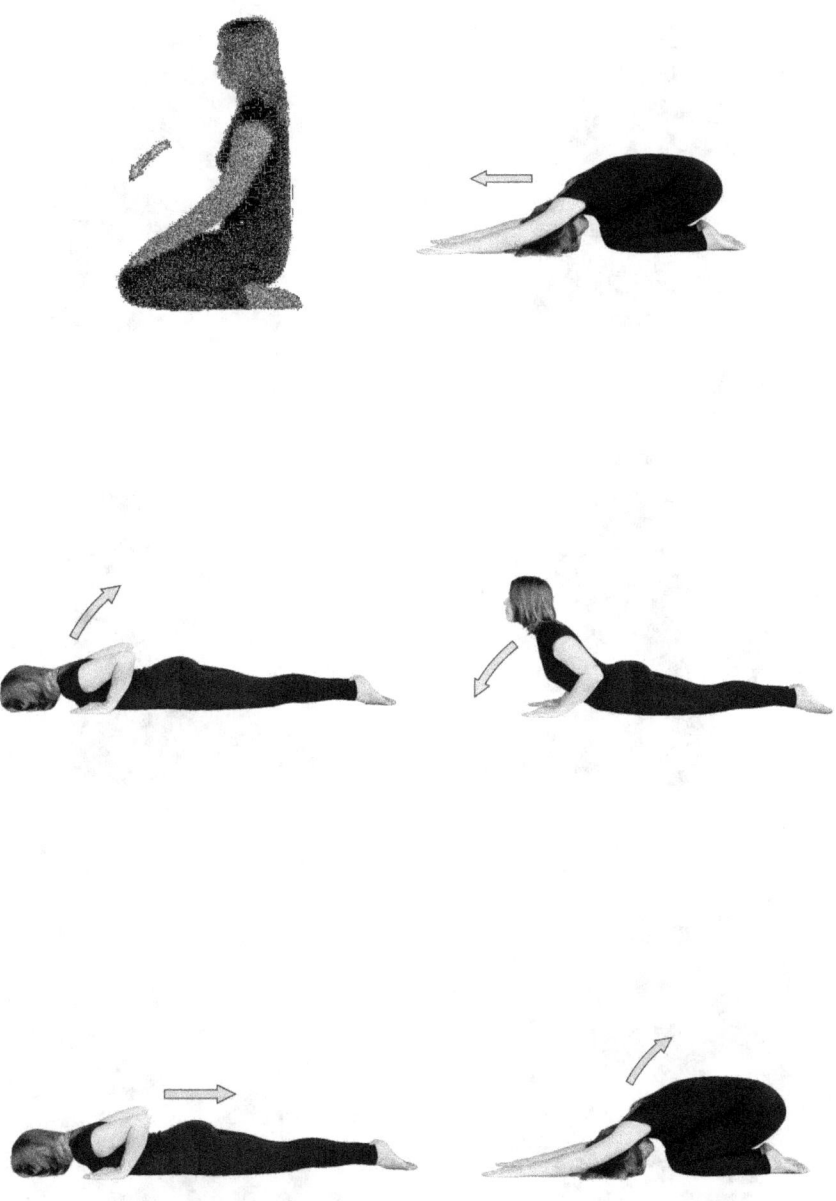

Динамический комплекс «Дао-Инь»: положения фиксации

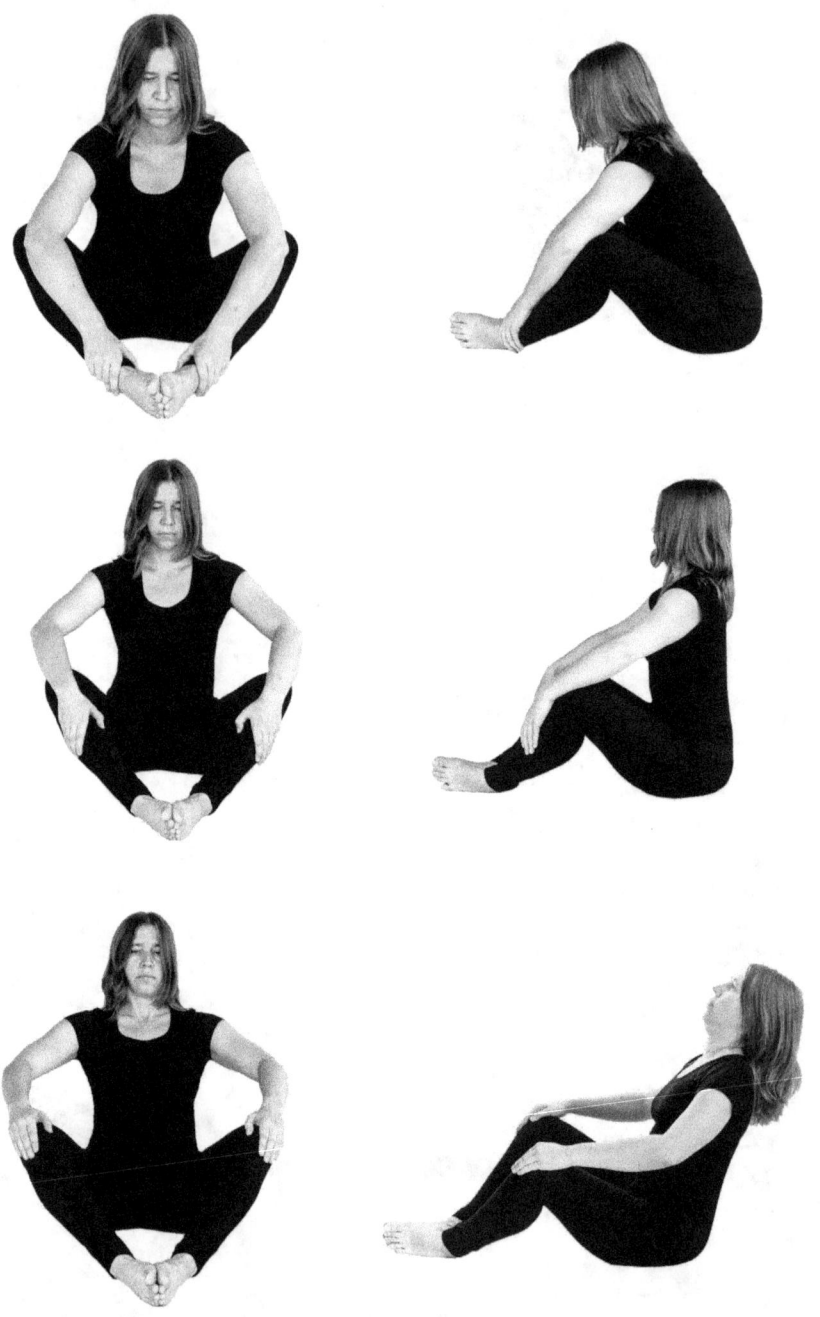

Динамический комплекс «Дао-Инь»: вращение / скручивание

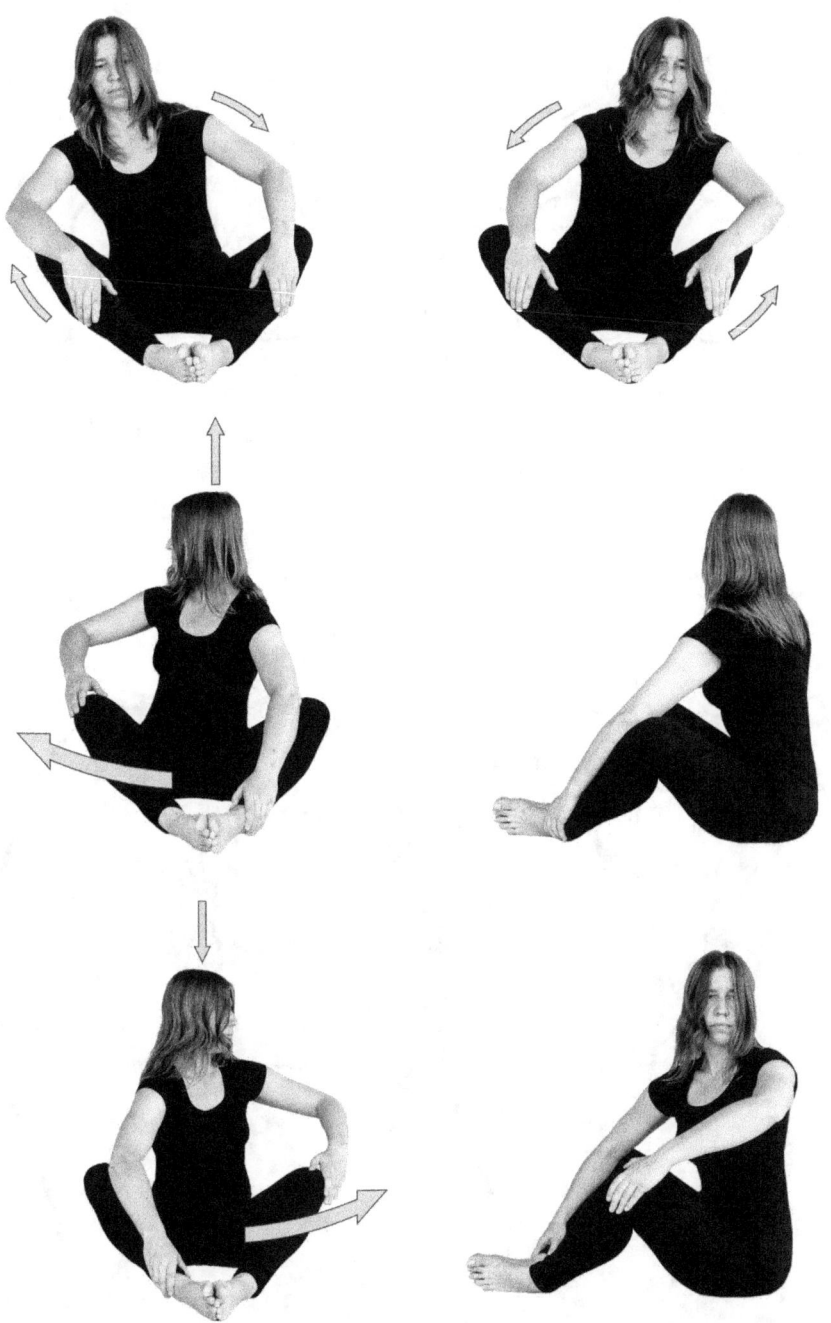

Схемы орбит: грудная (два варианта) и маточная (две части)

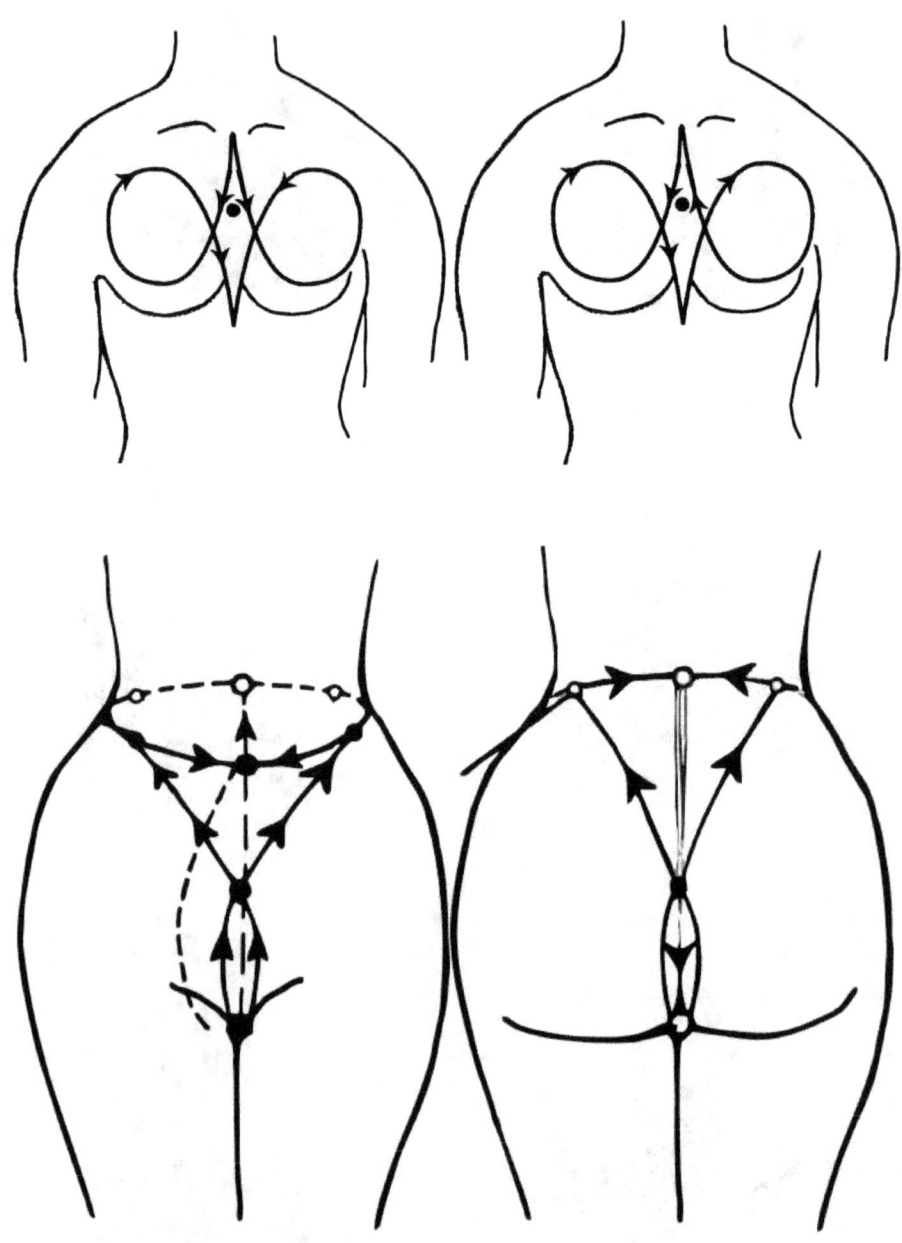

Динамический комплекс: построение «единого центра» лежа

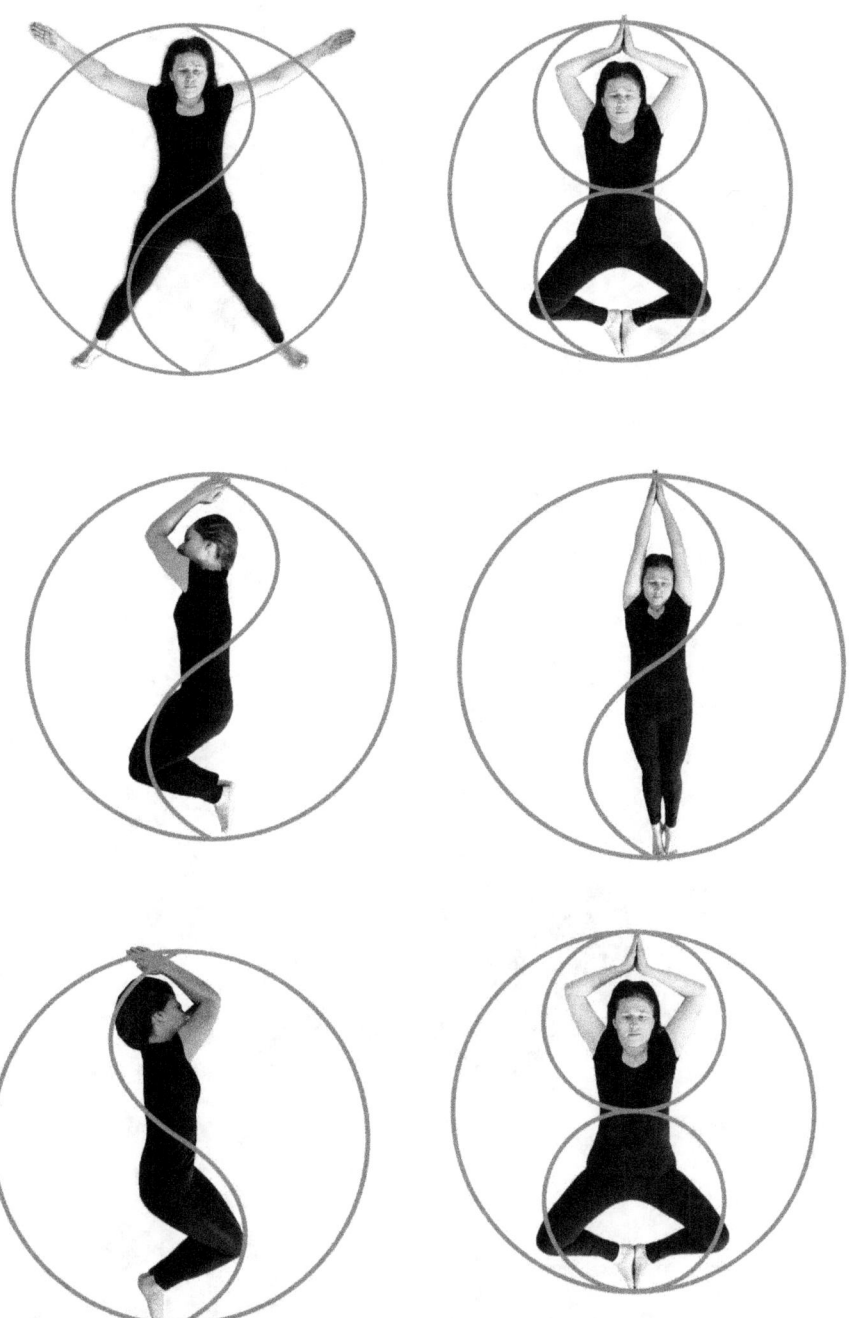

Иньские положения лежа для статической внутренней работы

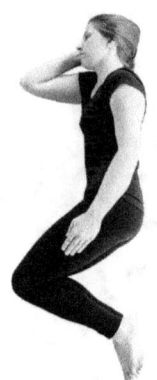 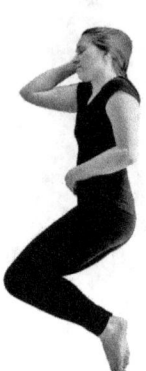

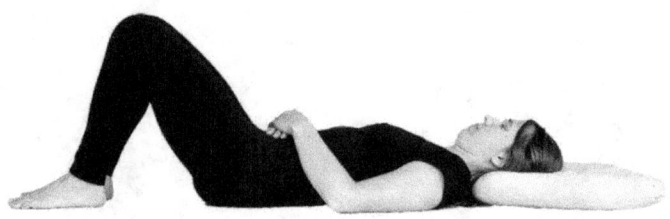

Энергетическое дыхание пяти иньских органов (активация)

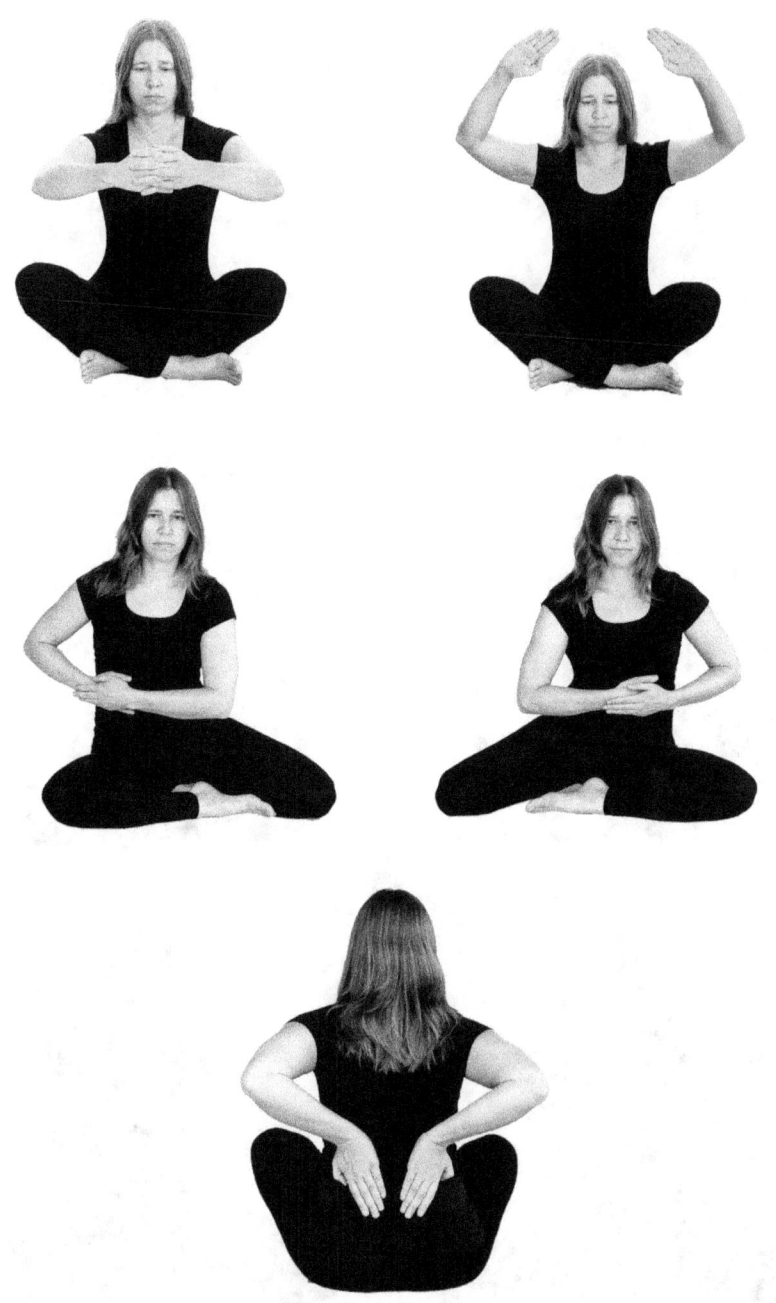

Энергетический массаж пяти иньских органов (активация)

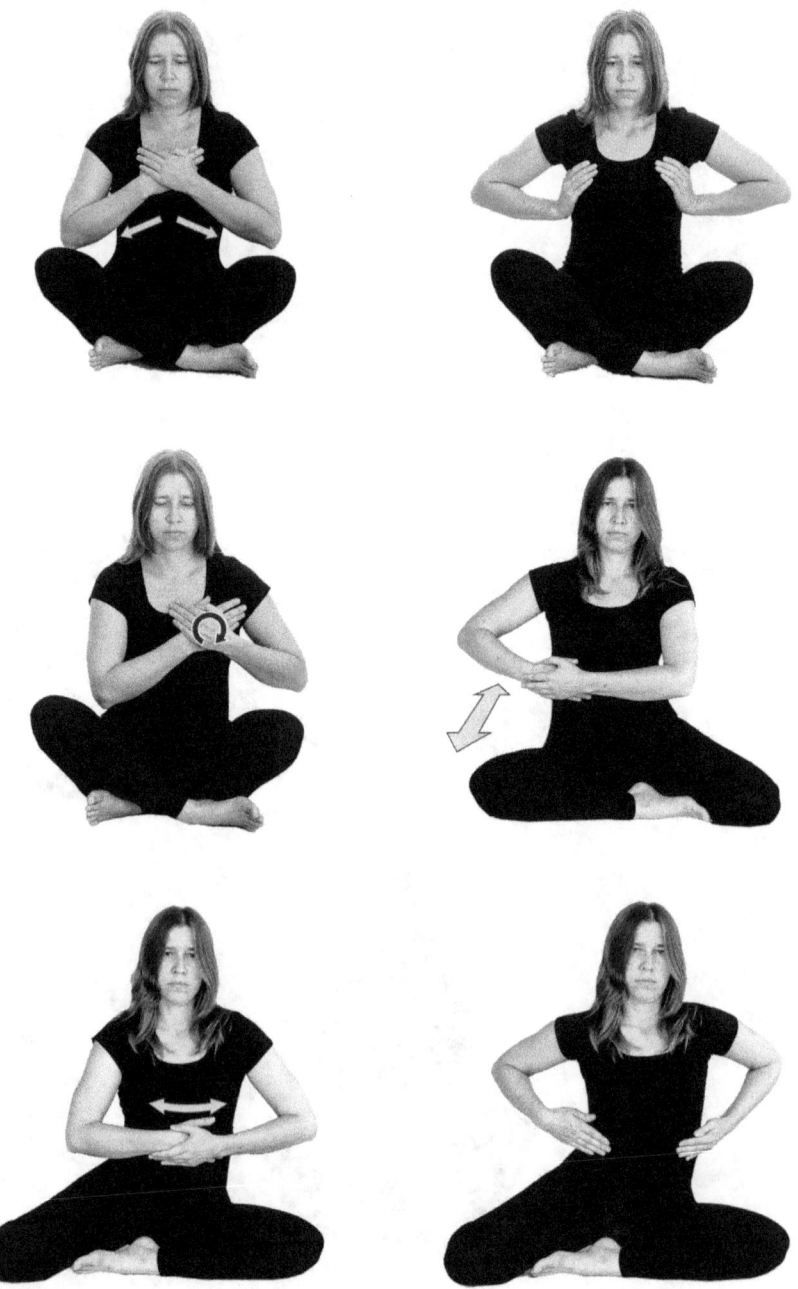

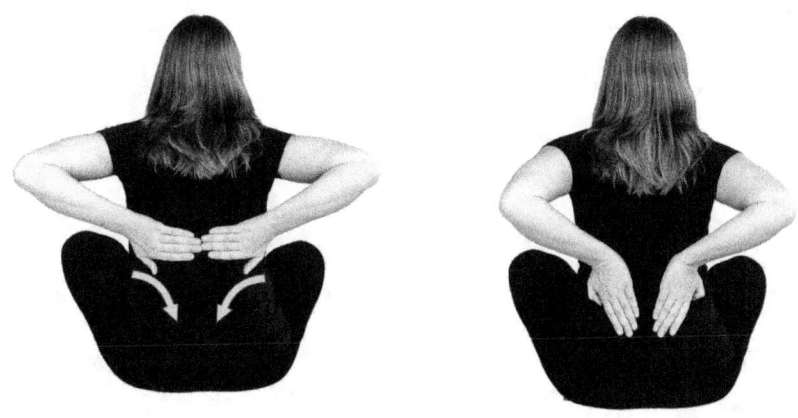

Три позиции «столба» - орбита в положении стоя (активация)

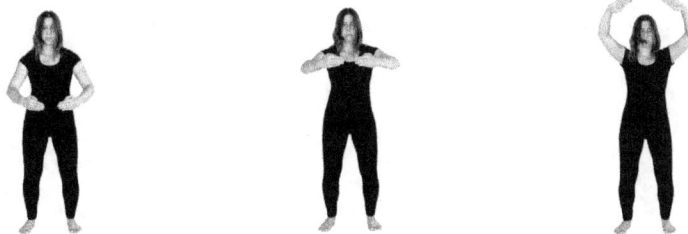

Схема ходьбы по траектории «монады» (выход из практики)

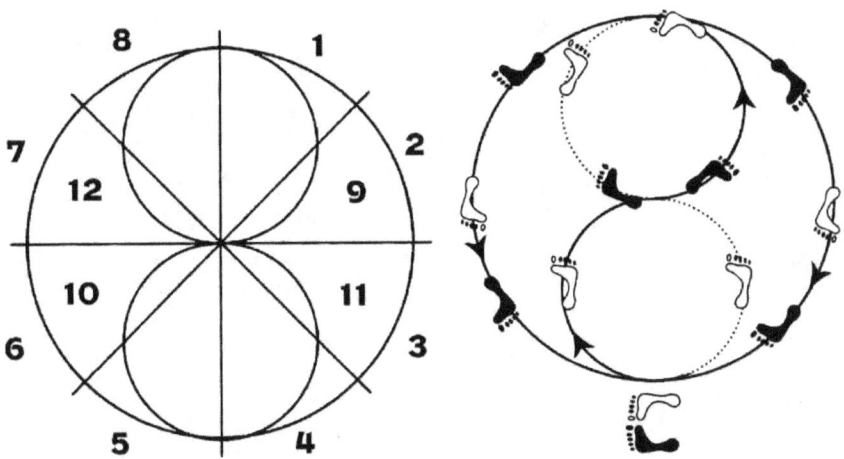

Культура сублимации

Опыты самодостаточности

Овладение сублимацией сексуальной энергии во многом предопределяет общую культуру личности и социальную адекватность. Здесь рассматриваются преимущественно тантрические практики одиночной сублимации сексуальной энергии в духовную силу, подобные даосскому совершенствованию сексуальной энергии без партнера, но построенные на ритуальной основе. Они выступают не самоцелью, а лишь этапом в процессе перехода к чистой сублимации либо возврата к сублимации в сексе. Применение практик введено в контексте сравнительного анализа разных способов сублимации во многих восточных и западных духовных культурах, чтобы выработать осознанную позицию при выборе и самостоятельном построении сублимационных техник, без требования принимать религиозные обеты.

*Автор выражает благодарность
известному востоковеду О.Н. Ерченкову
за вычитывание глав по тантрической традиции
и обстоятельное научное предисловие с комментариями
при подготовке данного второго издания.*

(Таиланд, 2014)

Предисловие
Сублимация тантры

Тантрический процесс уподобляется "ткачеству" или "сучению нити"; другое значение тантры предполагает ориентацию на тело, - не только физическое, но и все тонкие, включая тело сознания, которое беспредельно как пространство. В упанишадах встречается образ, где Брахман уподобен пауку, плетущему паутину, выпрастывая из себя целую сеть майи. Этот образ восходит к магическому оружию Индры, который сражается с демонами при помощи своей сети, создавая различные иллюзорные образы, которые увлекают врагов, заставляя их забыть самих себя. В таком значении термин "майя" упоминался в раннее время в ведах и веданте. Но в тантре понятие майи переосмысляется как именно активный Брахман, или Шакти (потенция) Брахмана, которая выступает как женское энергичное начало.

В патриархальной традиции женское начало третируется и выступает в зловещих коннотациях, отвлекая подвижника от духовных занятий, будучи досадной помехой на пути к освобождению, даже неким недоразумением как авидья (омрачение). В ранних шастрах существует много пассажей, третирующих женщин. Во многом патриархальное наследие перекочевало в общепринятый обывательский индуизм. В реальной тантре женское начало - это одновременно и сила, которая преобразует человека, и сила, которая поглощает человека. Махамайя и махавидья - великое заблуждение и великое знание, которое спасает. Две самые мощные функции, которые одновремено притягивают и отталкивают человека, - это секс и смерть, и к ним напрямую обращается тантра. Отсюда огромное количество устрашающих и эротических образов в иконографии. Богиня Кали выступает как всепорождающая (из чьего лона исходят и боги, и люди, и миры) и как всеобщая могила (ее лоно вбирает все в себя обратно). При постижении двойственной природы Богини Матери постигаются такие противоположности,

155

как смертность и бессмертие, и превосходство над противоположностями. "Одни в этом мире желают двойственности, другие - недвойствености, Моей истины не постигая, которая превосходит и двойственность, и недвойственность" ("Кула-арнава-тантра").

Работа с сексуальными практиками подразумевала стремление объединить два противоположных начала и трансформировать обычное желание в любовь небесную, или великий опыт - выход за пределы обусловленности противоположностями. Каждое существо обусловлено тремя загрязнениями: 1) анава-мала - связанность индивидуальностью (живое существо всегда выделяет себя из общего потока бытия, прокладывая четкую границу), где на ограниченное "я" накладываются более мелкие ограничения, появляется эго; 2) майя-мала - ограниченность майей, которая относится к гносеологическому аспекту, отчего существу просто недостает сил для правильного постижения вещей, и его восприятие искажается, память слабеет и пр.; 3) карма-мала - ограниченность действиями, откуда вытекает вся кармическая метафизика с порождением васан (впечатлений). Живое существо не всемогуще, и в своих поступках оно буквально "зарывается в собственной деятельности". С целью преодоления всего названного, используя сексуальные техники (один из методов), снимаются все малы. Первая мала преодолевается путем растворения границы между партнерами, где путем йогических практик и мантр осуществляется единство на всех уровнях бытия, а не только телесном. Вторая мала преодолевается ограниченность опыта, который расширяется за счет партнера, позволяя получить опыт единого (каков микрокосм, такова и вселенная), превратившись в два божества. Третья мала снимается в преодолении привязанности к сексу как продолжению рода, который порождает детей, как сильное кармическое действие. В некоторых текстах сексуальные практики называются чарья-крама (супер-деятельность), а в других - истинной брахмачарьей (целомудрием как деятельностью в Брахмане как в "духе и истине").

Точно так же как любой ритуал (чарья) может происходить как на внешнем, так и на внутреннем уровне, майтхуна (сексуальная практика) может осуществляться внешне, с заменой (анукальпа) процесса на что-то иное и на бытийном или внутреннем (таттвика) уровне. Под влиянием брахманизма пять таттв (включая майтхуну) отождествляются с их сущностью, поэтому он может их заменить (мясо - бобовыми и пр.) либо перевести полностью в медитативную практику (например, рыба - это прана, так возникает пранаяма, или практика осознанного дыхания). Человек больше не занимается сексом, а тихо сидит в углу, внешне ничего не делая, даже не произнося мантр и не складывая никаких мудр, а просто погружен в себя, преживая внутреннее блаженство (аналог "пития вина"). Это касается не только сексуальных ритуалов, но даже практики асан как принятия различных поз, и в тантре термин "асана" приобретает совершенно иной смысл как "ориентация сознания и воли". Уже в "Шива-сутре" об этом говорится совершенно недвусмысленно: "Внимание должно быть обращено на семя. Пребывающий в асане легко погружается в Озеро " (3.15-16) в смысле абсолютного сознания. К разряду подобной "замены" можно отнести достаточно редкие тантрические практики самоудовлетворения в отсутствие партнерши, которое направлено не просто на мастурбацию как "игру с собственными гениталиями", а предполагает погружение в состояние деятельности всех своих органов чувств с итоговым обнаружением их источника, который находится внутри Самого Себя. Сватмарама - "черпающий радость и блаженство в себе самом" - так его называют повсюду в тантре и веданте, даже в широком смысле, вообще без коннотации с сексуальным самоудовлетворением: "Поклонение Бесконечному и Тонкому, которое переживается в тайнике Самого Себя" ("Бхагаватам", 10.16.42-43). Это промежуточная и даже периферийная практика при переходе от внешнего к внутреннему деланию, которой занимается вира-бхава (духовный герой), который находится в процессе трансформации своей "скотской" природы в божественную.

Перед автором стояла очень сложная задача, поскольку практики, о которых идет речь, несмотря на их несомненное наличие и существование, очень мало отражены в письменных текстах. Потребовалось реконструировать контекст парных сексуальных практик, где наличие подобных одиночных техник закономерно проистекает из того, что сам пафос тантры подразумевает задействование всех чувств в духовной практике для трансформации низшей природы в высшую. Так, земля, на которую падает человек, является опорой, от которой он отталкивается для подъема!

Саскритолог и тантролог
Олег Николаевич Ерченков
Чианг-Маи (Таиланд), 2014

Введение. Инквизиция

"Мастурбация по своей истинной сущности – это серьезное неправомерное действие... Даже если не доказать, что в Священном писании содержится осуждение этого греха, Церковь, руководствуясь традициями, поняла, что он осуждается в Новом Завете, где говорится о непристойности, противопоставляемой воздержанию». (*"Декларация по сексуальной этике" от 29 декабря 1975, Ватикан*)

С мастурбацией боролись веками и даже тысячелетиями. Боролись не случайно, ибо эта «напасть» поражает едва ли не три четверти человечества по разным статистическим данным анонимных опросов, проводимых в XX веке. Совершенно очевидно, что средневековые методы «смирительных рубашек» и принудительной кастрации под видом хирургического лечения не справились с задачей изжить тягу к мастурбации у большинства населения. Сексуальная революция прошлого века отчасти освободила и мастурбацию из заточения, а в наше время сексологи нередко рекомендуют ее одиноким людям для снятия стресса. Особое значение она стала приобретать в эпоху СПИДа как единственный безусловно безопасный способ сексуального удовлетворения. Тем не менее, автор книги – на стороне «инквизиции»: здесь используется сублимационный подход, который устраняет внешнюю видимость мастурбации путем полного преобразования внутренних процессов.

В эпоху психоанализа утверждение преимущества дозволения перед подавлением звучит совсем банально. Но в восточных сексуальных культурах подобный подход используется тысячелетиями: китайская и индийская духовные практики включает в себя определенные ритуальные техники, позволяющие использовать естественное стремление к мастурбации, преобразуя его в духовную работу над собственным преображением. Однако католическая инквизиция поныне настаивает на запрете мастурбации, провозглашая данную позицию в церковных постановлениях на самом высоком уровне.

Вот почему авторская позиция «инквизиторства» заключена в кавычки, ведь реальная инквизиция продолжает свое дело прежними средствами. Здесь нет и развития психоаналитического подхода, ибо мастурбация изначально не рассматривается как сексопатология, равно как не стоит задача вылечить человека от мастурбации ради здоровой сексуальной жизни.

Ни в коем случае не следует рассматривать данную книгу как «призыв к мастурбации» или «пособие по освоению мастурбации» даже в перспективе особой духовной практики! Текст обращен к людям, по тем или иным причинам уже давно пристрастившимся к мастурбации, находя ее наиболее удобной формой сексуальной реализации. Цель книги – показать, в какой форме эта деятельность может быть включена в процесс духовной самореализации, а затем каким образом перейти к окончательному снятию самого внешнего рукоблудия, переведя все необходимые процессы на энергетический уровень. Итак, данный подход не оставляет шансов на продолжение мастурбации тем, для кого она давно уже превратилась в хроническую наркоманию. Это совершенно необратимое преображение: оно касается не одних симптомов, а устраняет реальные причины их возникновения. Предлагаемые здесь альтернативы позволят применять медитацию против мастурбации.

Итак, если вы НЕ относитесь к той части населения, которая занимается мастурбацией, то вероятнее всего (за редкими исключениями) вам вовсе не следует искусственно вводить подобный подход в свою практику. Разумеется, если только вам не советует это делать профессиональный сексолог на основании вашего тяжелого психического состояния или физических проблем, вызванных застойными явлениями в половой системе. Но и та часть населения, которая занимается мастурбацией, тоже дифференцирована. Незначительная часть делает это «цинично», не скрывая и не комплексуя, а довольствуясь наслаждением, которое они получают. Им будет трудно пользоваться этой книгой в силу мотивации, которая заведомо противоположна их собственной, ведь им-то сублимации не захочется.

Книга предназначена для примерно половины взрослых людей, которые сами занимаются мастурбацией, но при этом остаются по-прежнему неудовлетворенными Собой.

Запрет на рукоблудие

Темная ночь – сон не приходит ко мне.
В небе луна горит так пустынно и ясно.
Чудится мне чей-то голос, зовущий меня.
Но тщетно ему отвечаю, что да, я согласна.
(Из средневековой японской лирики)

Один из циников прославился тем, что прилюдно занимался мастурбацией, возлежа на городской площади и приговаривая: «Ах, если бы голод можно было удовлетворить так же просто – поглаживая живот!». Но подобное отношение к самоудовлетворению не прижилось в западной философской традиции отчасти благодаря смене религиозной среды. В христианской монашеской культуре обет безбрачия включал в себя жесткий запрет на рукоблудие, который в «Добротолюбии» – полном руководстве по духовному деланию, сводился к предписанию: «Даже и на ночь не снимай кукуля твоего!», что подразумевало – дабы в бессознательном состоянии одежда предохраняла от спонтанного самоудовлетворения. Согласно исследованиям Мишеля Фуко, в светской жизни тоже сохраняли бдительность, как бы юноши не пристрастились к рукоблудию до вступления в брак, опасаясь расстройства их умственных способностей.

Если углубиться в расходящуюся пропасть между мирской жизнью и подвижничеством, акцентируя именно отношение к сексуальной самодостаточности, то становится очевидно, что оно представляло собой усугубление крайностей. Христианское безбрачие вовсе не поощряло фригидность и импотенцию, и в писаниях святых отцов ясно утверждается: «Именно страсть преобразуется в порыв к Богу!», а жития изобилуют описаниями борьбы с демоном блуда, при котором отшельники по ночам ворочали огромные валуны в пустыне. Малоизвестен тот факт, что Оригена отлучили от церкви за самокастрацию ради чистоты проповеди Евангелия женщинам – церковь же сочла это кощунственным изуверством над естеством Божиим. Только страстность делала воздержание достойным отречения, иначе оно теряло всякий смысл. И, напротив, Фрейд вылечил немало психических расстройств, вскрывая подсознательную вину за мастурбацию у обычных мирян.

Современная сексология успешно восстанавливает психологическое право распоряжаться собственным телом, однако в общем контексте получения удовольствия и пребывания в хорошем расположении духа. Только в последнее время стали известны даосские техники, возводящие тупое самоудовлетворение на уровень духовной практики. Правда, они чаще рассматриваются как подготовительные для перехода к сексуальному взаимодействию, тоже технически обеспеченному для сохранения энергии. Однако, индуистская тантра до сих пор воспринимается исключительно как некая «йога с партнером», хотя существуют ритуалы для женщин и мужчин по отдельности. Более того, принятие полной *санньясы* (отречение от мира) в отличие от христианского монашества даже предполагает владение техниками сублимации, а не просто требует превращать половое желание в порыв к Богу одним усилием воли и мольбой о всевышней Господней милости.

Санньяса распространена в самых разных традициях, включая также и тантрическую, где разработаны ритуалы сублимации сексуальной энергии, основанные на мастурбации. Принцип здесь тот же, что и в любых техниках, а именно: возведение оргазма по каналам снизу вверх. Как ни парадоксально, христианский вариант – для самых сильных, ибо здесь сублимация производится не только без специального ритуала, но даже без отслеживания и направления энергии, видение которой считается прелестью. Суть во всех традициях одна, только в христианстве она реализуется на уровне веры, или приверженности идее, которая сама собой налаживает нужные процессы; в даосизме – на уровне понятий и видения тонкой структуры, которая переформируется сознательно; а в тантре – на уровне образного представления в ритуальной практике, где задействовано воображение, так что воздействие на тело происходит опосредовано.

Самодостаточность

В индуистской традиции признается, что именно сексуальное желание служит основной силой, заставляющей человека бесконечно перевоплощаться в новых телах, подвергаясь страданиям в неудовлетворенности своей «отдельностью». Проблема самодостаточности, которую в западной философской традиции ставят и решают на уровне мышления, здесь низводится до вопроса о телесной независимости. Святая Мирра выступает примером радикального подхода: «Только Бог – мужчина, а все остальные – женщины!». Таким образом, проблема взаимоотношений просто снимается посредством перевода ее в иную плоскость – на уровень отношений бесполой души с Господом. Противоположный путь состоит в древней индуистской традиции почитать мужа как Бога во плоти, независимо от его проявленного совершенства. То и другое едва ли вдохновит современную женщину, для которой независимость связана с сексуальной самореализацией.

Четкое разделение сфер практицизма и духовности, которое присутствует в сознании многих городских образованных женщин, не позволяет отождествлять мужа и Бога – будь то с той или иной стороны. Но хорошо известно, к чему это приводит: либо женщина довольствуется наличием мужчины «как факт», не принимая его по большому счету за личность, либо она демонстрирует напускную самодостаточность, не принимая саму себя в конечном счете за женщину. Мы не будем останавливаться здесь на гармоничных супружеских взаимоотношениях – они достойны уважения, просто это не тема данной книги. Здесь речь пойдет о той кармической предрасположенности, когда человек готов решиться на самореализацию в безбрачии, независимо от приводящих к этому внешних или внутренних причин. Вовсе не обязательно выход в том, чтобы устранить эти причины с целью наладить некие идеальные духовно-сексуальные отношения.

Принятие *санньясы* – всегда личный выбор, который совершается непостижимой высшей Самостью. Осуществление всеобщего единства, для которого и производится отречение от мира двойственности, включает в себя возвышение над делением на мужчин и женщин. Каким образом происходит воссоединение данной противоположности – вопрос техники, и в данном случае речь идет просто об одной из таких техник. Непоколебимая верность избранной технике представляет собой по сути идолопоклонство, поэтому не следует относится к подобной практике как роковой предопределенности вроде «венца безбрачия» на всю оставшуюся жизнь. Техника должна работать, а если она не работает – возможно, она просто структурно не подходит «телу», и выбор оказался опрометчивым. Критерий самодостаточности очевиден – усиление чувства наполненности и уверенности во всем, что приходится осуществлять в мире с позиции целостной личности.

Подводные камни данного пути к самодостаточности состоят в следующем. Во-первых, заменить зависимость от партнера – его желаний, настроений, мнений и вообще наличия – какой-либо техникой, еще не означает обрести независимость от всех внешних структур, порождающих процессы сексуального возбуждения и т.д. Во-вторых, может возникнуть ложная самоудовлетворенность, когда просто некому выразить недовольство извне, чтобы вывести вас из далеко зашедшего самообольщения и самообмана. В-третьих, это вопрос духовного самоконтроля: в одном из экспериментов мышке вживили педальку в «центр удовольствия» – так она перестала есть, пить и спать, а все давила на педальку, пока не издохла. И, наконец, это ничуть не снимает проблемы взаимоотношений с окружающими людьми, ибо сексуальность переводится на тонкий уровень, где при отсутствии развитого видения связей и недостатке силы бывает разобраться еще сложнее.

Утонченность этики

Прежде всего, следует уяснить, что мастурбационные техники вовсе не предназначены для нагнетания возбуждения и превращения жизни в «непрерывный секс». Наоборот, они используются только в случае перехода возбуждения в реальное желание, которое нельзя игнорировать, тогда как реализовать его по каким-либо причинам невозможно. Причины могут быть разные – объективные (муж в командировке) или субъективные (сознательное решение не вступать в контакты в связи с тем или иным текущим состоянием). Принятие решения остается в сфере личной прерогативы и ответственности, но с этических позиций здесь не должно быть стремления к повышению сексуальности ради привлекательности для противоположного пола. Не следует нарочито создавать вокруг себя вибрационное поле, провоцирующее окружающих на впадение в необъяснимые для них страсти. Имейте в виду: вожделение вовсе не обязательно будет ассоциироваться лично с вами.

Само по себе сексуальное возбуждение в присутствии другого человека далеко еще не выступает показателем того, что нечто происходит или, тем более, должно происходить именно между вами. Вариантов истолкования может быть несколько: либо у него более высокий уровень энергии (причем не только сексуального качества), что закономерно создает притяжение; либо он действительно находится в состоянии возбуждения, но в связи с другим человеком (истосковался по жене или ожидает назначенного свидания); либо он действительно одинок и «сексуально озабочен», но ни при каких обстоятельствах и представить не может, чтобы направить поток желания лично на вас. Просто, нечто «фонит». Следует помнить, что утверждение непременной взаимности в истинной любви касается исключительно возвышенных всепоглощающих чувств, тогда как сексуальное желание находится в сложном контексте разнообразных взаимоотношений.

Со своей стороны, не следует принимать всякое накатывание возбуждения за собственное желание, которое нужно реализовывать в направлении кажущегося источника подобных вибраций. При недостаточном навыке в распознавании качества и направления движения энергии крайне легко спутать желание, направленное на вас, с желанием, развивающимся изнутри. Если вы что-то неожиданно начали чувствовать к данному человеку, следует еще разобраться, «кто кого хочет». Вполне вероятно, это вибрации его собственного желания, направленного на вас, а вовсе не желание, которое он вызывает у вас. Конечно, подобное распознавание вовсе не детерминирует решение, ибо в одной ситуации лучше одно, а в другой – другое. А если отметить ницшеанские предпочтения, то «счастье мужчины – я хочу, счастье женщины – он хочет», что при взаимности идеально. Однако нет типичных мужчин и женщин, поэтому действие таких принципов тоже не всеобще.

Наконец, при переходе к непосредственному использованию мастурбационных техник для самоудовлетворения нужно быть крайне осторожными в отношении представления того или иного «лица». В варианте вынужденной кратковременной разлуки с постоянным партнером вопросов нет — представление помогает поддерживать энергетическую связь, которая желанна для обоих. Однако если у вас есть сомнения, что вам готовы отвечать взаимностью, представление будет равноценно астральному насилию с соответствующей тонкой кармой, то есть ответственностью. Конечно, встречаются случаи, когда человек уверяет и вас, и самого себя, что он ничего не хочет, тогда как на самом деле хочет... Но в действительности людей настолько глупых и бессознательных не так уж много, поэтому не стоит обольщаться своей способностью чувствовать невысказанное. На поверку, только сознательное решение вступать в связь принимается человеком как «свое».

Ритуалы вамачары

Парные и групповые сексуальные практики не являются предметом данной книги, однако их описание понадобится здесь, чтобы создать контекст для введения одиночных техник как основы для дальнейшей полной сублимации. Сама я не обладаю опытом применения подобных практик во взаимодействии и не склонна приобретать, хотя посещала семинары по даосскому искусству брачных покоев и беседовала с адептами тантрической традиции, поэтому имею об этих техниках достаточно ясное представление, чтобы изложить их по существу. В целом, внешние практики – это скорее магический уровень, чем духовный, хотя при подобных оценках следует учитывать личный уровень развития практикующих. Как известно, сексуальная сфера позволяет человеку пасть до скотства или возвыситься до божественности – все зависит от самого человека, а именно, от силы его духа и чистоты намерений. Вот почему в данной главе техника будет преобладать над этикой.

Даже вамачарские техники поныне многими понимаются превратно: они не нацелены на «разжижение чувственности», а предполагают суровую дисциплину чувств и контроль над желаниями. Любому нормальному человеку они могут показаться подлинным истязанием. Приведем здесь авторитетное свидетельство Свами Сатьянанды Сарасвати – основателя Бихарской школы йоги, к заслугам которого относится интеграция тантрических практик в синтез йоги и веданты. Практика *майтхуны* оказывается самым легким из способов пробуждения *Кундалини*, потому что включает в себя привычное действие – секс. Но не все готовы следовать «легким» путем, ибо это не сексуальное наслаждение, хотя внешне они похожи. Два основных отличия тантры от сексуальных отношений: независимость и невовлеченность. В супружестве присутствует чувство собственности, а в тантре каждый партнер независим, к тому же в самом процессе заложено развитие бесстрастия.

Сознание мужчины должно быть подобно сознанию *брахмачарина* – свободно от страсти, которая обычно возникает в присутствии женщины. Прежде чем приступить к *майтхуне*, оба партнера должны быть очищены от всякой скверны как внешне, так и внутренне. Это требование тантры так называемой «левой руки» чрезвычайно трудно понять обычному человеку, который под сексуальным взаимодействием привык понимать исход страсти, душевную привязанность или способ деторождения. Чтобы избавиться от инстинктивных побуждений и встать на путь *вама-марги*, необходимо долгие годы следовать по пути *дакшина-марги*. Тантрический путь в целом предназначен для трезво мыслящих людей, которые относятся к энергии как средству достижения *самадхи*, или высшего духовного пробуждения. Иначе эта энергия превратится в средство их гибели, как предостерегает Свами Сатьянанда, в линии преемственности которого я приняла *карма-санньясу*.

Приводимые ниже практики заимствованы из других тантрических источников, что не меняет сути дела, ибо традиция обладает целостностью. Важно подчеркнуть, что данное описание ни в коем случае не может служить руководством к действию по самой простой причине. Эротическое ритуальное действие практически полностью строится и держится на *мантрах*, а их произношение занимает большую часть времени и требует подготовки. От правильного произношения нужных *мантр* зависит успешность ритуала в целом, поскольку именно характер вибраций создает необходимое состояние и выводит сознание на соответствующий уровень, вводя в контакт с призываемыми божественными силами. Воспроизводить длинные санскритские *мантры* в транслитерации, заведомо искажающей произношение, которые к тому же требуют личной передачи, не имеет никакого смысла. Мы ограничимся при описании лишь внешней канвой проведения ритуала.

Почитание Линги

Групповой ритуал поклонения Шиве и Шакти называется «Линга-пуджа» и сосредоточен преимущественно на мужской составляющей, будучи почитанием Линги. Однако назвать его сексуальным практически невозможно,[1] поскольку Линга воспринимается в высшем аспекте – как символ присутствия божества в сакральном пространстве. К ритуальным техническим тонкостям относятся *ньясы*,[2] которые выполняются при всякой подготовке к проведению ритуала. Это освящение своего «тонкого тела», которое в итоге резонирует с призываемым божеством, нисходящее в то пространство, где находится практикующий. По милости божества, низведение высшей энергии приводит к очищению всего, с чем она соприкасается. Тонкости практики состоят в учитывании «анатомии» энергетических тел, поскольку физические манипуляции служат к созданию необходимых центров и потоков энергии. *Ньяса* настраивает «тонкое тело» на восприятие нисхождения силы.

Предварительные действия призваны сформировать правильное намерение для ритуала. Далее, зажав цветок между ладонями, нужно поднять руки над макушкой, испрашивая руководства в постижении Сверхсущности. Медленно опустив ладони на уровень груди перед *Анахатой*, надлежит провести медитацию – внутреннее созерцание божественного присутствия в духовном сердце, сосредоточив все внимание на Шиве-Шакти как единстве в человеческом воплощении, или на более высоком уровне – в форме *Джьоти-Линги* (божественного света). Затем выполняется медитация на ощущение божественного присутствия внутри себя, после чего взглядом оно переносится в *Шива-Лингу*

---

[1] Это исключительно религиозное действие, которое выполняется миллионами индуистов безо всякой сексуальной коннотации. Классическое индуистское богословие трактует понятие Линги как бесформенную форму, тело Абсолюта, которым поглощаются все формы и из которого все формы происходят. "То, в чем растворяется (санкр. слог "ли"), эта вселенная, движущаяся и неподвижная, и откуда она исходит (санскр. слог "га") снова и снова, есть Линга – Вечный Брахман" "Сиддханта-шикхамани" (6.37) *(Здесь и далее О.Н.Е. – комментарии санскритолога и тантролога Олега Николаевича Ерченкова)*

[2] Из множества разновидностей ньясы здесь как правило будут использоваться три – это кара-ньяса (выполняется на пальцах и ладонях), шаданга-ньяса (наложение частей мантры на шесть частей тела: грудь, лоб, макушка большим пальцем, скрещение рук на груди как защитная броня, три пальца накладываются на три глаза, удар по внутренней и тыльной сторонам ладони двумя пальцами – указательным и средним), матрика-ньяса (включает все тело с одновременным произнесением всего санскритского алфавита). – *О.Н.Е.*

на алтаре, с которой устанавливается связь. При созерцании Шакти – божественной энергии Шивы – в форме всепроникающего света и любви, ощутив единство с божественным присутствием Шакти-Шивы, необходимо произнести *мантру*, выражающую преклонение.

Созерцая внешний образ Шивы-Шакти или *Джьоти-Лингу* в *Анахате*, нужно почтить их мысленным поклоном, предложив все богатства вселенной, «распространить» светящуюся энергию божественного присутствия по всему тонкому телу и наполниться этим светом. Когда поклоняющийся чувствует, что его переполняет свет и он стал «живой *Лингой*», он совершает перенос энергии божественного присутствия из *Анахаты* во внешнюю *Шива-Лингу* на алтаре. Не открывая глаз, сложив руки в жест приглашения перед грудью и призывая Всевышнего, практикующий с любовью и преданностью произносит очередную *мантру* Шивы. В момент произнесения *мантры* и переноса энергии божественного присутствия вовне следует открыть глаза, и первый взгляд должен упасть именно на почитаемый образ – *Шива-Лингу*. После произнесения *мантр* и искреннего поклонения божественная сила реально присутствует в *Шива-Линге* и *Анахата-чакре*.[3]

Всем умом, телом и чувствами адепт жертвует богу весь мир, в котором он живет, и самого себя как совокупность первоэлементов с целью очищения и совершенствования. Тем самым, он лично магически соучаствует в непрекращающемся процессе воссоздания вселенной. По завершении подношений следует поклониться с извинительной *мантрой* – просьбой о прощении ошибок в поклонении. Следующий этап практики – произнесение *мантр*.[4] Ради снискания божественной милости, то

---

[3] Данное действо называется прана-пратиштха – оживление внешнего объекта почитания. Для агамического богопочитания это общее действие при поклонении любому священному объекту, куда призывается присутствие божества. По окончании пуджи производится обратное действие по "отсоединению" божества от объекта. Этого не делают только лингаяты, поскольку они получают лингу от гуру с установленным раз и навсегда божеством, которую они носят на груди не снимая. – *О.Н.Е.*

[4] Бывает три способа произнесения мантр – вачака (вслух громко), упамша (шепотом, когда другим не слышно), манасика (мысленное, не шевеля

170

есть присутствия и поддержки Шакти, и пробуждения в себе состояния Шивы необходимо начитывать коренную *мантру* Шивы. Перед началом *джапы* необходимо почтить Ганешу его личной *мантрой "Гам Ганапатае Намаха"* и выразить специальное намерение,[5] с которым будет выполняться практика, – например, пожелания об устранении преград на духовном пути. Затем выполняется само повторение *мантры* Шивы, а по окончании плоды всей практики предлагаются божеству.[6]

Почитание Йони

Ритуал *«Йони-пуджана-кальпа»* исходно тоже не является сексуальным, а в подоплеке содержит элементы почитания женственности как богини-матери. Он сосредоточен преимущественно на женской составляющей, будучи почитанием «лона». В вамачаре (тантре левой руки) это парная сексуальная практика. Но хотя нижеприведенное описание ритуальных действий, сходное с таковым у Артура Авалона в его книге "Введение в маханирванатантру", покажется совсем коротким, в действительности, они занимают гораздо больше времени, благодаря произнесению длинных *мантр* при каждом движении. Итак, изложим вкратце последовательность, хотя она встречается с разными вариациями в различных пересказах. Пока женщина (*шакти*) снимает с себя одежды, адепт произносит вступительные *мантры*, направленные на очищение. Окропляя обнаженное тело *шакти*, он возносит последующие молитвы. Далее, он рисует

губами, только в уме). Нет четкой фиксации, как мантра должна произноситься, и зачастую все три вида джапы присутствуют на протяжении одного ритуала, в зависимости от личной садханы или состояния практикующего. Мантра произносится на четках или на фалангах пальцев за их отсутствием. – *О.Н.Е.*

[5] Специальное намерение называется санкальпа, и в обычных индуистских ритуалах это достаточно формальная структура, зафиксированная в молитвенниках, куда подставляются личные желания или просьбы. Устанавливаются точное время и место вплоть до астрологических, откуда можно сделать вывод, что молящийся абсолютно сознателен, а не находится в измененном состоянии сознания. – *О.Н.Е.*

[6] Описанный ритуал является общим в индуизме и даже к тантре в целом не имеет особого отношения. В вамачарской практике то же самое производится непосредственно с лингой мужчины. – *О.Н.Е.*

справа от *шакти* куркумой *мандалу* (треугольник, вписанный в круг) и снова произносит *мантры*. Затем *шакти* садится в центр нарисованной *мандалы*, после чего совершается длительная *пуджа*, то есть собственно поклонение Шакти в физическом облике женщины.

Начинается оно тоже с вышеупомянутых *ньяс*. Сначала адепт совершает *ньясу*, касаясь с надлежащими *мантрами* отдельных частей тела *шакти* в заданной последовательности. Затем он почитает главенствующие божества, пребывающие по четырем направлениям от *шакти*, освящая все пространство. С особыми *мантрами* он рисует куркумой треугольник на лбу *шакти* и отмечает центр треугольника. Далее, адепт совершает *ньясы* с *мантрами*, касаясь всех частей женского тела: начиная снизу вверх, а завершая в обратном порядке – сверху вниз. В результате, все тело женщины оказывается «пронизано» энергией Шакти, низведенной посредством призывающих *мантр* и «закрепленной» в теле *ньясами*. Теперь она выступает в качестве проводника божественной энергии, или боговоплощения Шакти. На этом оканчивается предварительная часть пуджи, в которой задается символический смысл каждого последующего действия, и тогда начинается основная часть.

Прежде всего производится центрация тела шакти относительно ее лона, которая также выполняется при помощи *ньяс* (касаний), дополненных окроплением водой, возложением цветков, умащиванием сандаловой пастой и пр. На энергетическом уровне[7] в женском лоне почитаются три главных тонких канала (*ида, пингала, сушумна*), которые соединяются в нижней части тела. Это действие позволяет ассоциировать Шакти с подъемом Кундалини, которое производится по *сушумне* при уравновешивании «крайностей» *иды* и *пингалы*. Проводя руками

---

[7] Существует также почитание на метафизическом уровне, когда не требуется партнерша, а Шакти есть Абсолют, или Активный Брахман. Тогда трем тонким каналам соответствуют *сат-чит-ананда* (бытие-сознание-блаженство) или *иччха-джняна-крийя* (воля-знание-действие). Символически все триады (энергетические, духовные и пр.) в иконографии выражаются как солнце-луна-огонь, а их проекции присутствуют на всех уровня бытия. – *О.Н.Е.*

по всему телу шакти, адепт медитирует на возбуждение,[8] пристально созерцая лоно и читая мантру. Воспринимая *шакти* как воплощение Богини, он обходит ее почтительно по кругу и, поклонившись до земли, касается стоп с молитвой. После этого он позволяет *шакти*, в свою очередь, почтить *лингам*. Наконец, совершается *майтхуна* (половой акт): традиционно *шакти* находится в положении сверху, играя активную роль.

Во время *майтхуны* важно состояние партнеров: оба мысленно повторяют *мантру*. После семяизвержения они посвящают время медитации в объятиях на любовное чувство слияния. Смесь семени и менструальной крови[9] вымывается из лона тоже с *мантрой*, смешивается с вином и возливается на *янтру*. Оба партнера причащаются по очереди остатками смеси. Ритуальное значение сексуальных секреций будет подробно рассматриваться ниже, ибо символизм половых жидкостей крайне важен в тантрическом контексте. Символизм всех ритуальных действий задает первый уровень опосредования, не позволяя погружаться в чувственный процесс, а удерживая сознание в отрешенном состоянии. Сублимация же предполагает дальнейшее опосредование с интериоризацией ритуала, ибо в теле каждого человека есть «мужская» и «женская» энергии, так что все в итоге сводится к осознанному воссоединению обеих энергий в личном теле.

---

[8] Возбуждение он отождествляет с вибрацией спанда, визуализируя, как она пронизывает все сущее от вершин метафизики до его собственных чисто физиологических порывов в виде движения праны и жизненных соков. – *О.Н.Е.*

[9] Все это вместе называется *кунда-гола*, где кунда – это жертвенная яма или дыра, здесь йоги (лоно), а гола – некий сгусток чего-то. Итак, данное словосочетание можно перевести как "неоплодотворенная яйцеклетка вдовы": хотя там происходит смешение, однако оно не порождает зародыш. Эзотерический смысл состоит в отсутствии "третьего" – нет свидетеля, который мог бы созерцать процесс. Зачатие происходит на небесах, а не в теле. Поэтому менструальная кровь называется *кхапушпа* – небесный цветок. В частности, все это описывается в 29-й книге "Тантралоки" Абхинавагупты – *О.Н.Е.*

Суть париянга-йоги

*Как **йога**, так и **бхога** – обе доступны и подвластны йогинам.*
*Посредством **йоги** они обретают божественную форму Шивы.*
*Посредством **бхоги** они стяжают всевозможные земные блага.*
*Кто наслаждается вместе **йогой** и **бхогой** – бессмертный йогин.*

Тирумулар «Тирумантирам»[10]

В тамильском названии *«париянга»* слово *«пари»* означает «тяжелый», а *«анга»* относится к мужскому половому члену. Обозначение «непрерывной эрекции» выступает синонимом *майтхуна-йоги,* как части тантрической *вамачары* в целом. Традиция сиддхов, включая тамильских *ситтаров*, находится в самом основании древней тантры, до произведенной в ней реформации в пользу сублимации. Иными словами, здесь *вамачара* преобладает над *дакшиначарой*, а последняя даже считается путем, «бесполезным» в своей мучительности. Это, собственно, и есть самые корни тантризма (до деления на индуистскую, буддийскую и джайнскую тантру), который не возник из пустоты, а сформировался в лоне различных алхимических сект индуизма, бродящих по всей средневековой Индии до XII-XIII веков. Если говорить о корпусе практик, то сиддхи представляли собой гораздо более надежную и основательную традицию, нежели разросшийся на ее почве тантризм.

Ранний тантризм до реформации, произведенной Абхинавагуптой и его последователями в X-XI веках, о чем

---

[10] Санскритское имя Тирумулара звучит как Сундаранатха. "Тирумантирам" – это одна из составных частей тамильских агам (священных текстов), относящийся к разделу йоги. Этот текст принадлежит к Шайва-сиддханте, которая является южно-индийской шиваистской школой. Таким образом, он создан в традиции сиддхов, которые находятся на более высоком уровне, чем вама-чара (тантра левой руки), ритуалы которой рассматривались в предыдущей главе. – *О.Н.Е.*

пойдет речь в следующей главе, следовал индуистской ритуальной практике богопочитания через жертвоприношение *расы*.[11] Под *расой* понимались жизненные флюиды во всех проявлениях, включая половые жидкости мужчины и женщины – семя и менструальную кровь. В ритуалах *вамачары*, подобных приведенным выше, смешение жидкостей считалось «носителем силы», которое в пределе позволяло отождествиться с почитаемыми богами. Становление «вторым Шивой» с мужской позиции составляло цель всей ранней тантрической практики в любых формах, которая осуществлялась в контакте с «дикой ордой» богинь (отождествляемых тантриками с супругами), обычно называемых *йогинями*. Одержимые страстью богини, привлеченные «подношением» семени и крови, вступали в сознание тантрика, своей волей превращая его в «земного бога».

Париянга-йога представляет собой разновидность *вамачары*, в которой йог с супругой совершают тайный сексуальный ритуал, доводимый до полового акта, но при соблюдении условий нахождения в тантрической лаборатории. Условия состоят в смирении смятения чувств в душе йога, что позволяет ему достичь непрерывно возрастающего слияния с космическим сознанием. *Париянга-йога,* как ритуальный секс, имеет двоякую цель. Во-первых, это средство достижения духовного величия путем единения Шивы и Шакти, при котором духовно ищущие обретают единство с Богом, что и составляет высшее состояние реализации, и способны оставаться в нем даже при самых невыносимых условиях. Во-вторых, это тестирование, выявляющее способность *вамачарина* контролировать плотские чувства и оставаться незатронутым эмоциями и наслаждением,

---

[11] Под расой в алхимической литературе понималась в частности ртуть, она же семя Шивы. Используется с тем, чтобы трансформировать физическое семя в духовный флюид. Благодаря принятию ртути семя иссушается и превращается в оджас (сияние энергии). Сама алхимия называется расаяна (движение соков), а в аюрведе расаяной называется фармакология. В поэзии раса – это эстетическое переживание (бхава) как эмоциональное психофизическое состояние. Первоначально оно относилось к драме, которую разрабатывал Абхинавагупта в своем трактате "Абхинава-Бхарати" как комментарий к "Натья-шастре", а потом оно стало ассоциироваться в средневековой традиции бхакти с переживанием духовной любви адепта к божеству. – *О.Н.Е.*

особенно во время высшей точки полового акта, будучи сосредоточенным на чистой Самости.

Итак, *париянга-йога* представляет особую форму эротического целомудрия, за которым стоит принцип сублимации, а не подавления. Это алхимия чувственного преображения, где предполагается перенаправление течения энергии вверх, чтобы очистить сущность существования. В данном процессе обнаруживается полный спектр эротизма – от желания до отрешенности. Ниже мы сосредоточимся по отдельности на двух главных понятиях сиддхского прототипа тантрической *вамачары*: во-первых, *целомудрии непосредственно в сексуальном взаимодействии*, которое впоследствии и послужит опорной точкой для «коперниканского переворота» в виде интериоризации жертвоприношения, или попросту произведения сублимации внутри одного тела при выполнении одиночных практик; а во-вторых, *внутренней алхимической лаборатории*, что чрезвычайно важно для проведения параллелей с даосскими техниками одиночного совершенствования.

Целомудрие сиддхов

Одним из доступных источников о взглядах *сиддхов* на *вамачарские* практики служит исследование *«Тирумантирама»*, авторство которого достоверно принадлежит *сиддху* Тирумулару. Целомудрие в сексуальном взаимодействии возводится к цели реализации, состоящей в конкретизации идеала непогрешимого «тела света». Тирумулар однозначно предостерегает от забвения в обычном сексуальном контакте без всякой сублимации, осуждая предавание чувственному наслаждению, которое с неизбежностью приводит к трате энергии. Практикующему надлежит очищать сексуальную энергию, производимую в *Муладхара-чакре*, и направлять ее к слиянию с *Кундалини-шакти*, проводя по *Сушумне* к *Аджна-чакре*, где возникает благодатный свет. Утверждение необходимости сублимации чувств служит прелюдией к *париянга-йоге*. Когда внутренний огонь в теле йога достигает *Аджня-чакры*, высшая реальность становится направляющим духом.

Во многих ранних шиваистских писаниях самореализация сравнивается с запредельным переживанием блаженства, возникающим в страстных объятиях. Цель создания мужского и женского начал во взаимной зависимости друг от друга составляет опыт переживания внутреннего огня в их единении. *Майтхуна-йога* помогает воспринимать направленный свет, и в подобном действии *бхога* переходит в духовное измерение и становится *йогой*. Тирумулар использует для обозначения такой *йоги* выражение «чистый путь», утверждая, что единство в микро-сексе ничем не отличается от единства Атмана и Шивы в макро-сексе.[12] Так устанавливается соответствие между плотским удовольствием и наслаждением единством *дживы* и Шивы. Как мужчина в объятиях женщины не осознает ничего вовне и внутри себя, так и практикующий во всеобъемлющих объятиях *Атмана* при достижении совершенного знания не ведает ни о чем внешнем и внутреннем.

Париянга-йога заключает детальное знание о том, как сдерживать семяизвержение, что позволяет достичь свободы от сексуального взаимодействия. Использование внутренних техник, которые составляют необходимое оборудование «алхимической лаборатории», приводит к ясному видению самого пространства, а постижение света в этом пространстве придает уму прочность. Тело плавится в сексе подобно воску в огне, но йог больше не забывается в нем, когда наступает озарение мудростью. Вступив в таинственную сферу Шива-Шакти, йог рассеивает все мирские желания и устремления. Пребывая на макушке головы в единстве Шива-Шакти, он достигает бессмертия и навеки всецело предается Богу. Сочетание Шива-Шакти образует *лингу*, которая символизирует не половой акт, а сублимацию сексуальной энергии, ведущую к освобождению, или же запредельности

---

[12] Мало того, чтобы Кундалини поднялась к Сахасраре, а надо, чтобы произошел процесс нисхождения шактипада Маха-Кундалини, которая озаряет личность сверху, делая ее опыт не просто расширенным индивидуальным счастьем, а вселенским блаженством (Джагат-Ананда). Человек сначала расширяет свое личное сознание (Атма-вьякти), или обнаруживает Шиву в Себе, и лишь затем он обнаруживает Себя в Шиве (Шива-вьякти). Иными словами, если под микро-сексом понимается поднятие Кундалини, то под макро-сексом понимается нисхождение Маха-Кундалини. – *О.Н.Е.*

запредельному.[13] *Атма-линга* есть плод взаимодействия Шива-Шакти.

Майтхуна-йогу называют «йогой от противного», или *ульта-садханой*. Применение этого метода делает достижимым бессмертие: вместо потери семени при обычном для него движении вниз следует перенаправить его вверх. Обращение всех жизненных сил вверх, называемое *ульта-садханой*, ведет к контролю и окончательной остановке движения ума. В *Сахасраре* йог совершенно преобразует *читту*, поддерживая отстранение от погрязания в мирском невежестве и продвигаясь к просветлению и бессмертию. Представление о важности сублимации семени для достижения бессмертия составляет древнее открытие, одинаково разделяемое йогой и тантрой. Мужчина, теряющий семя, называется *пашу* (скотиной), а сохраняющий семя непосредственно во время сексуального взаимодействия, – *дивья* (богом) или *вира* (героем). При полной сублимации семени наступает состояние *Шивохам*, то есть практикует *париянга-йогу* уже сам Господь Шива.

Внутренняя алхимия

Мистический эротизм в традиции *сиддхов* связан с построением алхимического «тела света» в условиях внутренней «лаборатории». Последний термин употребляется в смысле самой ситуации вамачарской сексуальной практики, но порой «лабораторией» называют исключительно женское тело, погружаясь в которое, практикующий йог преобразовывает собственные энергии (из страсти в *оджас*). В данной связи, имеет смысл отметить именно технические предписания Тирумулара по сублимации сексуальной энергии. Прежде чем обнимать женщину, сначала рекомендуется тщательно очистить все ее

---

[13] Истинная майтхуна (сексуальное соитие) есть поднятие Кундалини (Шакти) вверх и соединение с Шивой. Например, завершение этого процесса описывается в "Кали-пуджа-паддхати" (традиционное руководство по поклонению богине Кали) следующим образом: "Почитаю Атма-Лингу, сияющего как драгоценность в лотосе сердца, которого овевает Майя, текущая по чистой реке (нади) в виде ума. Его, вечного, я почитаю, поднося ему цветы самадхи (сосредоточения)". – *О.Н.Е.*

178

тело.[14] Кроме того, отмечаются дни, подходящие для сексуальной близости с целью сублимации. Также обсуждается продолжительность эротического взаимодействия и правила высвобождения семени, согласно которым следует дышать только через правую ноздрю, зажав левую. Предотвращение выброса *бинду* называют «обжариванием семени».

В отличие от *кама-сутры* (которая не имеет отношения к тантре), где акцент делается на достижение чувственного наслаждения посредством принятия определенных положений тел (*асана*), в *париянга-йоге* и *вамачаре* как таковой физическому взаимодействию уделяется меньше внимания, чем контролю дыхания (*пранаяма*) и запечатыванию энергии внутри тела (*мудра*). *Пранаяма* тесно связана с произнесением *мантр*, из которых в традиции *сиддхов* отдается предпочтение известной шиваистской *панчакшаре «Шивая-нама»*, которая при перестановке слогов приобретает разный мистический смысл.[15] Секретная техника для управления семенем и сублимации основана на том, что звук *«ши»* обозначает *«Шивам»*. Когда йог медитирует на *панчакшаре*, звук означает жизненное дыхание, или *Кундалини-шакти*. Продвигаясь по *Сушумне*, она достигает *Аджны*, где озаряется сиянием, дарованнам высшей Шакти, со звуками *«ва-йа-на-ма»*. На данном этапе семя становится управляемым.

При выполнении основной тантрической техники *ваджроли-мудры* главная цель состоит в остановке истечения семени без ограничения наслаждения путем управления

---

[14] Речь идет о ритуальной чистоте, как перед любым обрядом. Женщина может вообще не совершать очистительных практик, ибо она исконно чиста, согласно тантрическим трактатам. В ритуальные очистительные практики входит омовение (не просто душ, а с произнесением определенных мантр), ачаман (отпитие трех глотков воды с мантрой), поклонение земле, очищение сидения, изгнание злых духов. Далее производится закрытие пространства, помещение пары в кокон, что делается щелчками пальцев по 10-ти направлениям с произнесением мантр. – *О.Н.Е.*

[15] В целом, мистический смысл сводится к почитанию трех аспектов божества: творение, поддержания, разрушения. Кроме того, при ньясе разные формы мантры используются представителями разных ашрамов – брахмачари, грихастха и санньяси. – *О.Н.Е.*

дыханием. Согласно *вамачаре*, сексуальное наслаждение непредосудительно в случае правильной практики *пранаямы* (контроля над дыханием). Йог обнимает свою возлюбленную в накале страсти, но в то же самое время направляет дыхание вовнутрь через канал в позвоночнике. В результате дыхание успокаивается, и пока практикующая пара предается наслаждению, во внутренней «лаборатории» жидкое серебро перетекает в жидкое золото, а успокоивший дыхание йог овладевает удержанием семени. Подобная пара соединяется в возвышенной страсти непрестанно. Когда дыхание находится под контролем, тогда само сексуальное наслаждение становится утонченным, а его продолжительность удлиняется. При этом йог «направляет двухколесную колесницу дыхания вверх» по каналам.

Кроме *ваджроли-мудры*, запечатывающей нижнюю часть тела, *париянга-йогу* невозможно практиковать без овладения крайне сложной *кхечари-мудрой*. При ее выполнении язык заворачивается назад и вводится в носоглотку через отверстие позади язычка за мягким нёбом. Если йог, переживая высшее наслаждение, уверенно выполняет эту *мудру*, он сияет словно солнце. Йог сравнивается с ювелиром, кующим «жидкое серебро» своего семени: в алхимическом процессе по трубе позвоночника вверх пролетают искры, а на вершине они сдерживаются кончиком языка, или *кхечари-мудрой*.[16] В *упанишадах* утверждается, что при выполнении *кхечари-мудры* йог не потеряет мужественности даже в объятиях любимой женщины. Только продвинутые практикующие могут прибегать к практике *париянга-йоги*, и йог вообще не должен прикасаться к женщине, пока он не способен выполнять все нужные техники непрерывно на протяжении двух с половиной часов.

---

[16] "Возникновение знания в своем естестве есть кхечари-мудра – пребывание в Шиве" ("Шива-сутра", 2,5). Согласно комментарию Шемараджи, состояние кхечари – это вовсе не заворачивание языка в глотку, как принято в широко известной технике хатха-йоги и крийя-йоги, а состояние единства с Шивой. Данная техника вводит адепта в состояние низшего самадхи, тогда как вообще не рекомендуется привязываться к сиддхам (сверхъестественным силам), которые являются препятствием на пути к высшему самадхи. – *О.Н.Е.*

Жертвоприношение

Когда жертвователь, находясь в обществе своей супруги,
Предлагает подношения внешнему и внутреннему огням,
Упрочиваясь в дисциплине ямы и прочих ступенях йоги,
Тогда они продвигаются по верному йогическому пути.
Тирумулар «Тирумантирам».

Ритуалистическое основание составляет изначальную подоплеку тантрической пуджи, где ритуал подвергается той или иной степени «овнутрения». Интериоризация ритуала – это основа йогической практики, а «сублимированная тантра» чрезвычайно близка к хатха-йоге, которая собственно и ведет от нее происхождение. Одним из лучших исследований ранних эротико-мистических практик следует признать книгу Д. Г. Уайта «Алхимическое тело: Традиция сиддхов в средневековой Индии».[17] Автора гораздо больше интересовали алхимические процессы на внешнем уровне, включая «получение золота», поэтому пути «одухотворения» тантры здесь лишь намечены, но почти не прослежены. Именно способы перевода внешних парных и групповых ритуалов в индивидуальные практики сублимации будут интересовать нас здесь. Однако исходить нам придется из той же точки – вернуться к рассмотрению расслоения средневековой индуистской тантры.

Главная роль в реформации древней тантры, которая состояла в переходе от выполнения внешних сексуальных практик к произведению сознательных энергетических процессов

---

[17]Д. Г. Уайт является скорее компилятором, который опирался преимущественно на труды "Тантра-лока", "Каулавалинирная-тантра" и др. Среди других исследователей тех же трактатов можно назвать Гевина Флуда, Алексиса Андерсона, Марка Дичковски, однако никто из них не переводился на русский язык, за исключением коротких отрывков. – *О.Н.Е.*

внутри тела, принадлежит Абхинавагупте.[18] Прежде всего, если ранее делался акцент на ритуале жертвоприношения богам смеси половых жидкостей (семени и менструальной крови), то в произведенной им «сублимированной» форме эротико-мистических практик подчеркивалось значение переживания оргазма. Оргазм понимался как особое средство достижения опыта блаженного сознания, которым божества пропитывают и изглаживают эгоизм того, кто совершает жертвоприношение. Однако даже после абстрагирования на социальном уровне от ритуального жертвования сексуальных истечений, Абхинавагупта продолжал передавать эти практики в качестве тайного знания для посвященных, отмечая необходимость обмена секрециями прежде подношения их в сосуде богам.

Прослеживая дальнейшую историю развития «пост-реформированной» тантры, Д. Г. Уайт настаивает на том, что теоретики *трика-каулы* (таково точное название данной школы),[19] хотя и восприняли идеи сублимации, продолжали оставаться на почве «конкретного» использования сексуального взаимодействия и жертвоприношения «настоящих» семени и крови. Они признали беспредельный космический оргазм, переживаемый богами, основой сохранения вселенной, а приобщение практикующих партнеров к божественному оргазму – самым крайним приближением к личной богореализации. Но именно в данной связи сама материальная субстанция оргазма –

---

[18]   В действительности Абхинавагупта произвел скорее систематизацию, более того превратил тантру в даршану (философскую систему), придал ей интеллектуальное измерение, тогда как ранее она была чистой практикой. Он рафинировал тантру уже в том смысле, что ей стали заниматься аристократы, верхушка брахманская и жреческая, тогда как ранее это был удел маргинальных и низкокастовых слоев общества. Что касается сексуальных практик, то он сделал определенный аспект на внутренней работе не без влияния высших буддийских тантр. Дзогчен и кашмирский шиваизм очень близки по сути. – *О.Н.Е.*

[19]   На самом деле, это искусственный термин. Трика – это систематизированное учение Абхинавагупты, где есть три составляющие – агама-шастра, спанда-шастра и пратьябхиджня-шастра. А каула – это шактийское направление, где главная богиня Кали, а не Шива, и почитается динамическое начало. Она относится к тантре левой руки и содержит много сексуальных практик. – *О.Н.Е.*

мужские и женские половые жидкости – играли, по необходимости, жизненно важную роль в тантрическом обретении самодостаточности, бессмертия и всемогущества. Тантра абстрагировалась и очищалась веками, однако семя и кровь присутствовали как «жертва» во всякой ее сублимированной форме.

В отношении к телесности как таковой, здесь примечательно зарождение в лоне тантризма практики хатха-йоги, которая предполагала полное преображение физического тела в свет осознания. В более узком смысле, сама хатха-йога возникла в традиции *натха-сиддхов*, в которой был произведен следующий значительный прогресс в сублимации тантрических эротико-мистических практик. Здесь главная роль принадлежит Горакхнатху – ученику полулегендарного Матсьендранатха, на мистические «деяния» которого опирался ранее и Абхинавагупта. Хотя исторически их разделяет около трех веков, основной корпус легенд связан с избавлением Матсьендранатха своим учеником Горакхнатхом из «сексуального плена» в «женском царстве». Символизм преданий состоит преимущественно в очищении эротико-мистических практик и преобразовании в техники хатха-йоги. Мы рассмотрим ниже «философию любви» Абхинавагупты и «выстраивание тела» по Горакхнатху.

Философия любви

В тантрической философии под любовью понимается не просто душевная склонность между двумя личностями, а вселенская сила единения – «единства противоположностей», где мужское и женское начало выступают лишь формой воплощения этого процесса. В итоге, получается логический парадокс: любовь есть одновременно предельно личное и предельно безличное состояние бытия, точнее, любовь выступает снятием личностного противоречия в личности более высокого порядка, и так вплоть до Верховной Личности в образе Шивы-Шакти. Если рассматривать это состояния с обратной стороны, то любовь оказывается проявлением высшего единства в многообразных человеческих «парах». Но предельная степень отвлеченности понятия любви позволяет альтернативное воплощение его не в парах личностей, а в пределах одной личности. На данном основании и построены тантрические ритуалы самоудовлетворения как единения с Собой.

В индийской традиции – не только тантрической, но даже ведантической – святость часто сравнивают с непрерывным оргазмом, стремясь как-то передать состояние запредельного блаженства, неизменное после богореализации. Поскольку ключевая роль в прояснении тантрических практик принадлежит Абхинавагупте, мы отметим *вамачарские* понятия, разработанные им в *«Тантра-локе»,* особенно его представление о *брахмачарье* – ступени перед принятием полной *санньясы,* которая в ведантической традиции предполагает полное сексуальное воздержание. Для Абхинавагупты само блаженство – это высший Брахман, который пребывает в теле в трех обличьях, включая половые сношения. Тех, кто воздерживается от трех видов переживания блаженства, он пренебрежительно называет «связанными животными». Только тот, кто соблюдает *майтхуну,* считается *брахмачари,*[20] совершающим эротическое освобождение, или сексуальное просветление.[21]

Как отмечалось при рассмотрении *париянга-йоги,* тантрическая сублимация понимается как форма целомудрия, а тантрическая *брахмачарья* есть воплощенная в реальности, или реализованная сексуальность. В представлении Абхинавагупты *брахмачари* с партнершей отличаются, прежде всего, сознательностью в своих действиях. Настоящий *брахмачари* всегда непринужден и даже во время сексуального взаимодействия остается совершенно внимателен. Он

---

[20] Например, в большом словаре философии кашмирского шиваизма сравнивается термин пратьяхара (изъятие) в классической йоге, основанной на системе санкхья, где требуется отсоединить Пурушу от Пракрити (усиленно отсоединить органы чувств от их объектов), с употребением термина пратьяхара в тантрической традиции, где, наоборот, происходит "разворачивание" течения семени, обращение вовнутрь и слияние Шивы и Шакти (Пуруши и Пракрити). Это йогаджамарга – путь, порожденный йогой. Здесь разница между внешним и внутренним полностью снимается. Также при этом происходит переход от проявленного Камы (желания) к трансцендентному Каме (Кришне). – *О.Н.Е.*

[21] В вамачаре широко распространена максима: "Без майтхуны нет освобождения". – *О.Н.Е.*

окончательно просветлен и владеет самосознанием, вступая в контакты с отдельными объектами для того, чтобы испытывать собственное сознание. Его поведение выказывает приверженность Самости посреди мирских дел и при исполнении ритуала. Точно так же партнерша ничем не встревожена и сохраняет спокойствие, ее ум безоглядно предан Шакти, и все посторонние побуждения покинули ее мысли. Как само сознание, она наполнена единым стремлением – наслаждаться несравненным Шивой.

В веданте сравнение святости с непрерывным оргазмом обычно выступает апологией аскетического воздержания, а в тантре оно изначально понимается буквально. Блаженство любви понимается как непрерывное внутреннее состояние, независимое от внешнего. Тот, кто в момент семяизвержения, внезапно успокаивает в уме все волнения мысли, сразу достигает появления сознания блаженства. Окончательное достижение происходит уже «в отношениях с Брахманом». Описывая само семяизвержение,[22] Абхинавагупта утверждает, что оно бывает трехчастным, выделяя фазы «единение», «нарастание» и «отдохновение». Шакти – нарастающая, а Шива – отдыхающая форма. Традиционно Шакти представляется как очаг, а Шива – пламя, и их слияние составляет высший план бытия. Возбуждение происходит благодаря Шакти, поглощение – благодаря Шиве, а невыразимое отсутствие всякого деления – вследствие единения высшего плана существования.

---

[22] Семяизвержение на санскрите называется висарга (букв.: исторжение), что также означает творение или эманацию в более широком философском контексте. В ритуалах висарга выступает как порождение кармы, а ритуальное соитие и есть замена жертвоприношения, где можно соотнести все подробности полового акта с этапами ритуала. "Вверх как прана и вниз как джива должна двигаться висарга" ("Виджняна-бхайрава-тантра", 24) Вверху и внизу происходит некое разворачивание, остановка, и благодаря сосредоточению на предельных точках возникает состояние Бхайравы (не движение, не неподвижность). В грамматике термином висарга обозначает придыхательный звук "аХ", что звучанием напоминает дыхание во время полового акта, и графически он изображается в виде двух вертикальных точек, что всегда символизирует Шиву и Шакти. – *О.Н.Е.*

Выстраивание тела

Изложенная тантрическая «философия любви» исторически сложилась непосредственно перед формированием хатха-йогических практик на «выстраивание тела» и существенно повлияла на их форму. Как в любой идеалистической философии, к которой безусловно принадлежит концепция сублимации (как идеализации), теория предшествует практике, или сознание определяет бытие. В определенном смысле, преображение тела оказывается реализацией философии плотской любви. Примечательно, что эти процессы сублимации самих сексуальных практик происходили практически параллельно с разрабатыванием хатха-йоги,[23] исходя из одного раннего тантрического источника. Отсюда следует весьма практичный вывод, сделанный также и тамильскими *сиддхами* (как отмечалось в главе о *париянга-йоге*): *занятия тантрическими практиками недопустимы без предварительного овладения хатха-йогическими техниками (особенно мудрами и пранаямами).*

Предвосхищая изложение одиночных мастурбационных техник *вамачары*, подчеркнем, что данный вывод напрямую относится и к их применению. Отсутствие партнера ничуть не упрощает технически, а во многом и усложняет достижение необходимых результатов. Поставленная на постоянной основе личная практика хатха-йоги служит одним из самых главных предохранителей от превращения реальной сексуальной самореализации в некую форму воплощения заурядной эротической мечтательности. При описании стратегии практики, абстрагированной от ритуальной мастурбации, станет совершенно ясно, что без владения собственной энергетикой и физиологией здесь не обойтись. Вот почему следует освоить в качестве подготовки хотя бы упрощенные современные стили

---

[23] С одной стороны, сексуальные практики продолжали сохраняться как таковые в вама-чаре и даже преумножаться под прикрытием высшей тантрической философии. С другой стороны, даже хатха-йога имела недостаточную степень сублимированности с позиций более рафинированного кашмирского шиваизма как высшей школы тантры. Но крайности порой сходятся: в шактистски ориентированном (крама) направлении кашмирского шиваизма встречались сексуальные практики как таковые. – *О.Н.Е.*

хатха-йоги либо разновидности кундалини-йоги или крийя-йоги, где применяются необходимые *мудры* и *пранаямы,* а все тело принимает *асану –* как «устойчивое удобное состояние».

Но вернемся к истокам, где хатха-йога с тантрой еще не разошлись настолько, чтобы их приходилось намеренно сводить воедино, а тем более убеждать в необходимости этого. Можно выделить особую хатха-йогическую составляющую тантрической алхимии, равно как и обнаружить интериаризацию тантрической ритуальности в практике хатха-йоги.[24] Метод «напряженного усилия», как часто называют хатха-йогу, основанный на системе шести *чакр* (здесь – в значении «циклов трансформации»), стал одним из наиценнейших сокровищ, хранимых в учении *натха-сиддхов.* Обретение материального всемогущества (*сиддхи*) и телесного освобождения (*дживанмукти*) выступало для *натха-сиддхов* результатом внутреннего сочетания и преобразования сексуальных флюидов в *амриту –* нектар бессмертия. «Флюиды» понимались как субстанция, а не побочные продукты, переживания запредельного блаженства в форме оргазма.

В оргазме практикующий достигал переживания богореализации «для-Себя-Самого». Но в то же самое время происходило все более непримиримое «разоблачение» потакания своей низменной похотливости, при которой практика превращается в изысканное удовольствие без всякого духовного возрастания. «Кодовый язык» ранних хатха-йогических трактатов содержит множество *вамачарских* выражений, вроде «поедания говядины» или «испития вина», которые обозначали на самом деле внутренние техники – такие как *кхечари-мудра.*[25] Однако подобный метафоризм выявляет изначальную

---

[24] Внутренний ритуал включает в себя манаса-пуджу, то есть мысленное почитание божества, где во внутреннее пространство переносятся янтры, которые соответствуют чакрам и пр. Так, ваджроли есть некое сексуальное усилие без полового акта, а в "Хатаха-йоге прадипике" говорится, что "нужно кушать коровье мясо и пить медовуху", под чем на самом деле понимается кхечари-мудра и амрита, стекающая с набха-чакры. – *О.Н.Е.*

[25] Кодовый язык буддийских тантр еще более откровенный, чем в индуизме, вплоть до подробной топологии половых органов и соотнесения их с элементами учения Будды и космологией. Такие соотношения охватывают все уровни бытия от низшего к высшему. – *О.Н.Е.*

взаимодополнительность практик тантры и хатха-йоги, которая создавала некое метафизическое равновесие между ними на протяжении целых столетий. В данном контексте, исследователи применяют также такое обозначение, как «семантизация ритуала», которая выступала сложнейшей, но и наиболее органичной формой сублимации тантры. Хатха-йога – это «речь тела».

Овнутрение ритуала

Чтоб мудро жизнь прожить, знать надобно немало.
Два правила запомни для начала:
Ты лучше голодай, чем «что попало» есть,
И лучше будь один, чем вместе «с кем попало».

(Омар Хайям)

«Йог жертвует *апану* в *прану*» – утверждалось еще в «*Бхагавадгите*», что подразумевало обращение направления потока энергии снизу вверх: точно так же происходит и процесс сублимации сексуальной энергии в *оджас* (духовную мощь). Собственно, сама *санньяса* понимается как внутреннее жертвоприношение: жертвенный огонь разжигается внутри тела практикующего, что составляет жизненную основу йогической практики. Это пламя выступает кремационным костром, в котором сгорает социально-обусловленная личность. Посткремационное существование *санньясина* (жертвователя) представляет собой «алтарь жертвоприношения», которое полностью овнутряется в нем.[26] Во внутреннем огне *тапаса* (подвижничества), который поддерживается топливом жизненного дыхания, совершается *прана-агнихотра* (жертвоприношение жизненных сил в огонь духа) – таковы истоки йоги. По сходной схеме развивалась интериоризация тантрических ритуалов.

---

[26] Тантрическая санньяса подробно описывается в "Маха-нирвана-тантре". Вратьи – это древний гетеродоксальный орден отшельников, которые почитали Рудру, практиковали колдовство и сексуальные обряды, при этом они упоминаются даже в "Атхарваведе", где сам бог Рудра предстает именно в образе вратьи. Тогда еще не было ведантической санньясы, и большинству населения было безразлично, чем отшельники занимаются в лесах. Благообразная санньяса веданты развивалась под организационным влиянием буддизма, а Шанкарачарью называли "скрытым буддистом". – *О.Н.Е.*

Среди вышеупомянутых йогов Матсьендранатха и Горакхнатха – основателей натха-йоги, в рамках которой зародилась хатха-йога как одна из тенденций к сублимации тантры, – первый был известен как владыка *кулы*, или океана *сансары* (властелин мира), а второй – тапасвин и аскет (отрешенный от мира). Один из них воплощал собой символ нисходящей вниз воды, или *апаны*, а второй – восходящего вверх огня, или *праны*. В *«Брахманда-пуране»* Горакхнатх упоминается как владыка ветров – богов *Марутов*. Не случайно в Непале есть легенда о том, как Горакхнатх силой своего *тапаса* (подвижничества) наслал жару на всю страну, и наступила засуха, но проклятье снял его учитель Матсьендранатх, вызвав дождь, что спасло жителей от многолетнего голода. Эта история *натхов* говорит о том, что пути *тапаса* и *тантры* для тантрических йогов были взаимозависимыми, равно как и главные виды *праны* внутри человеческого тела – *прана* и *апана*.

В тантрическом внутреннем ритуале истечение семени по-прежнему служит жертвой, жар подвижничества – огнем, а дыхание – дуновением ветра, необходимым для разгорания огня и полного сжигания топлива. При тантрической мастурбации предполагается «секс богов внутри тела»:[27] алхимик начинает с создания диаграммы в сердце своей лаборатории, устанавливая в нем образ *лингама*, а затем воспроизводит особые *мантры*, вызывающие сексуальное единение богов внутри него самого. Далее, производя внешние действия по построению *мандалы*, он неизменно исходит из присутствия внутри блаженного слияния божественных супругов. В такой алхимической лаборатории тело отождествляется со всей вселенной, личная самость – с Абсолютом, а сама структура отождествления – с храмом. План построения внутреннего «храма любви» отвечает логике

---

[27] В тантрическом комментарии Абхинавагупты к "Бхагавадгите" именно чувства считаются богами, поэтому удовлетворение чувств соотносится с богопочитанием. Тогда соитие (майтхуна) оказывается непрерывным: глаз не может перестать видеть, ухо не может перестать слышать... В этой связи мастурбация – это часть упассаны, и разные медитации "ниже пояса" назывались адха-упасана (низшим почитанием). Даже в упанишадах есть призыв созерцать женское лоно как жертвенник и т.д. – *О.Н.Е.*

индуистского священного пространства, а также соответствует последовательности преобразований, приводящих в итоге к выделению из самого себя и для самого себя «эликсира бессмертия».

Овнутрение ритуала жертвоприношения доводится в пределе до *самарасы* – «равновесия»[28] между противоположными по качеству жидкостями, символически представленными белым семенем и красной кровью, буквально «единовкусия». Это понятие встречается как в поздних трактатах по хатха-йоге, так и в общих трудах по тантре, касающихся предмета психологической личной интеграции как технического средства для достижения полной самодостаточности. В данном состоянии побуждения самого Абсолюта к самовыражению и самопогружению безупречно уравновешены внутри человеческого микрокосма. В хатха-йогической системе *натха-сиддхов расы* представлены как мужские и женские половые жидкости, выступающие материальными субстанциями для проявления Шивы и Шакти соответственно. Обретение равновесия порождает *маха-бинду* – йогический «зародыш», из которого развивается всемогущая бессмертная самость *дживан-мукты*.

Все тело целиком отождествляется с «жертвой» в огне практики. Отсюда возникает такой метафорический ряд: жертвенное животное (*пашу*) превращается при самосожжении в героического подвижника, который посредством мистико-эротических техник достигает Шивости – становится богом. Сексуальное взаимодействие полностью «абсорбируется» и происходит внутри самодостаточной личности, причем в такой степени, что вмещает в себя не просто противоположность полов – мужского и женского, а возводит их на уровень божественных супругов, которые вмещают все противоположности безмерной

---

[28] Этимологически самараса близка по значению русскому слову «соитие» и служила эвфемизмом майтхуны. Сама необходимость эвфемизмов объясняется в науке "глубоко архаичными пережитками языковых табу, или запретов произносить прямые наименования таких опасных предметов и явлений, как, например, богов, болезней или мертвецов, поскольку акт называния, по дологическому мышлению первобытного человека, может вызвать само явление". Однако, в санскрите нет мата. – *О.Н.Е.*

вселенной. Таким образом, не следует воспринимать нижеследующие ритуалы самоудовлетворения в духе нео-тантры, ибо обе эти техники взяты из священных писаний, где они обоснованы. В данной главе мы продолжаем излагать сублимацию самой тантрической традиции, а уже в следующей – перейдем к абстрагированию стратегии сублимации.

Воплощение Шивы

В отличие от обычной вамачарской *майтхуны,* описанной во второй части книги, *пуджа «Лингарчана-кальпа»* представляет собой вариант мастурбации, то есть почитание Шивы в собственном *лингаме.* В тантрическом трактате *«Виджняна-бхайрава-тантра»,* где упоминаются самые разные методы тантрической йоги, есть рекомендация совершать медитацию на половое соединение даже без наличия партнера. Напомним, что этот текст принадлежит традиции кашмирского шиваизма, которая оформилась во многом благодаря Абхинавагупте, а его философия любви излагалась выше. В нем Бхайрава говорит Деви: «О Царица Богов, наслаждение женщиной обретается даже в физическом отсутствии *шакти.* При полной поглощенности ума воспоминаниями о поцелуях и объятиях тебя переполнит блаженство». В этом священном трактате приводятся краткие наставления по визуализации совершаемой *майтхуны* как одного из духовных методов.

Поскольку этот ритуал[29] принадлежит к отчасти интериоризированной и сублимированной тантре, постольку суть самой *пуджи* состоит именно во внутреннем богопочитании после самоотождествления с Шивой. Вот почему сначала практикующий обращается к Шиве в образе *Маха-Линги,* медитируя на мистическое единство с ним и мысленно воспроизводя *мантру,* которая представляет собой длинный текст

---

[29] Даже автономные ритуалы требуют передачи от тантрического мастера, а для вама-чары книги не имеют никакого значения, важно лишь то, что сказал гуру. Соответственно, описания передаются как изустные традиции, а в трактатах они могут упоминаться в настолько завуалированном виде, что непосвященному догадаться об этом невозможно. Данное здесь описание можно рассматривать только как интеллектуальную информацию, а не руководство к действию. – *О.Н.Е.*

на целую страницу, хотя допустимо читать и сокращенный вариант. Что касается Шакти, то в случае священного рукоблудия Богиня воплощена именно в ладони. Отсюда следует, что после отождествления с Шивой, практикующий созерцает ладони и медитирует на присутствие Богини в них, произнося *мантру* длиной всего в четыре строки. В результате, Шива и Шакти оказываются вместе в различных частях тела самого самодостаточного практикующего, и он уже воспринимает их соприкосновение как сверхличностное взаимодействие самих богов.

После принятия правильных установок сознания можно переходить к индивидуальному воспроизведению единства Шивы-Шакти в динамическом взаимодействии, что составляет собственно *пуджу*. Продолжая рассматривать ладонь как символический аналог *йони*, нужно обхватить ею *лингам* и возбуждать его, повторяя около полутора десятка кратких *Шакти-мантр*.[30] Затем возбужденному *лингаму* совершается подношение пяти элементов, причем каждое сопровождается однотипной *мантрой*. Предусмотрен вариант отсутствия возможности предложить физические элементы, и в случае их мысленного представления просто заменяется последнее санскритское слово *мантры*. Подношение даров начинается с *гандхи*, далее на *лингам* возливается вода, подносятся огонь и благовония, а в конце возлагается цветок. При самопочитании после эякуляции семя подносится на *янтру* или *Аджну* с длинной *мантрой*, а остатками семени практикующий причащается.

В данном описании следует отметить важную деталь: в завершение все равно происходит семяизвержение, что и

---

[30] Это все как правило биджа-мантры (максимум 3 согласных, 1 гласная и анусвара) или пинда-мантры (максимум 9 согласных и 1 гласная). Например, Клим – это биджа-мантра Камы, а Крим – богини Кали, поэтому они сами по себе действуют возбуждающе. Долгое И в грамматике всегда указывает на женский род – все эти биджи женские. Сама буква И называется Рати – шакти бога Камы. Если букву И перевернуть, она очень похожа сексуальную позицию випарита-рати (перевернутая рати) "женщина сверху", основную позицию в тантре. Весь храм Каджурахо по кама-сутре – это в том числе санскритский алфавит либо в отдельных буквах, либо в биджах (многофигурные композиции). – *О.Н.Е.*

определяет данное действо как ритуал, хотя бы индивидуальный. Это не вполне чистая сублимационная практика, при которой происходит воздержание от эякуляции, однако не посредством подавления, а путем перенаправления энергии вверх, которое останавливает также и соответствующий физиологический процесс. При полной сублимации не только личностные взаимоотношения инвертируются вовнутрь автономной личности, но и вся физиология отдельно взятого тела обращается вовнутрь него самого, создавая энергетический концентрат необыкновенной мощи. Разумеется, вверх по тонким каналам поднимается не семя как таковое, а та энергия, которая ранее тратилась на его создание. Более того, в процессе подъема она сама преобразуется настолько, что *оджас* (накапливаемый в центре головы) – это уже далеко не изначальная страстность.

Мужская йогическая практика, направленная на сублимацию, часто называется *бинду-садханой,*[31] то есть преобразованием семени. Это не просто некое частное физиологическое изменение в физическом теле, ибо оно отвечает главному идеалу всей хатха-йоги в лоне тантры, а именно – полному преображению тела в свет. Поскольку сексуальная энергия служит жизнеобразующей и сильнейшей из всех «низших» энергий, постольку именно ее трансформация создает основу или канву для дальнейшего «утончения» более инертной грубой материи. Таким образом, ритуальная мастурбация – лишь переходный этап, где еще остается элемент самоудовлетворения в сексуальном смысле, поэтому он в большей мере доступен для освоения. Однако воспроизведение таких ритуалов на личном уровне заведомо предполагает дальнейшее следование ходу развития сублимации в тантрической традиции, и важно с самого начала понимать их место в целой системе.

---

[31] Адепт сосредоточивается на биджа-мантре (семенной мантре) до такой степени, что он сам должен стать мантрой. Здесь понимается, что между божеством и его мантрой нет разницы, таким образом он сам становится божеством и реализует в себе мантрические сиддхи. – *О.Н.Е.*

Воплощение Шакти

Женская мастурбационная техника, составляющая в целом симметричный аналог мужской одиночной практики, кратко описана в сборнике *«Рудра-ямала»*. Кроме того, намеки[32] на эту практику встречаются в упомянутой *«Виджняна-бхайрава-тантре»* – тексте школы *трика* в кашмирском шиваизме. Парная вамачарская *майтхуна* под названием *«Йони-кальпана»* приводилась выше; а в совсем абстрактной схеме *йони-пуджи* (тантрического почитания женского полового органа) *йони* представляется как треугольник вершиной вниз, обычно красного цвета наподобие менструальной крови. В основании треугольника располагается *Камарупа* («форма желания») – обитель богини Камакхьи («Желанной»), которая отождествляется с *Кундалини* и женственной субстанцией (*Пракрити*) в виде менструального истечения. Но данный символизм позволяет вынести проведение ритуала вовне – в абстрактные образы, нас же интересует противоположный процесс.

Как и перед проведением всякого богослужения, в начале ритуала совершаются поклоны *гуру* и Ганеше (богу, содействующему любым благим начинаниям). Затем, прежде всего осуществляется медитация на собственное сущностное тождество с Богиней. Далее, как и в вышеописанных *пуджах*, производятся *ньясы* – жесты тонкой сонастройки тела с богом. Следующий этап – это подношение лепестков цветов на *йони* или кропление разбавленной водой *мадьей* с соответствующей *мантрой*. После этого женщина совершает созерцание богини Камакхьи («Желанной»), касаясь *йони* обеими руками и произнося новую *мантру*. Наконец, она переходит к почитанию *йони*, с видением и познанием вечно пребывающей в нем богини Камакхьи, удовлетворяя Желанную и повторяя предназначенную для этого *мантру*. В завершение произносится последняя *мантра*, и классический ритуал окончен. Очевидно, это не столько рукоблудие, сколько энергетическое самовоздействие.

---

[32] Следует поместить радостное сознание между входом/ядом и огнем. Благодаря блаженству соития, происходит объединение с полнотой праны/дыхания". («Виджняна-бхайрава-тантра», 68) – *О.Н.Е.*

При построении «мастурбационного ритуала» самостоятельно, женщине важно не просто воспроизводить предзаданные движения (поэтому мы не описываем детали), а найти для себя самой наиболее подходящий способ вызывания оргазма. Если для мужчин здесь нет особенной разницы, то в женском лоне максимально чувствительными могут оказываться разные точки. Даже клитор, ответственный при мастурбации за оргазм в целом, обладает различными участками, стимуляция которых предпочтительнее в том или ином личном варианте практики. Следующее отличие: у мужчины оргазм возникает быстрее, но идет по убывающей, тогда как у женщины – наступает медленнее, но в дальнейшем нарастает. Если в парной практике это создает своего рода взаимодополнительность, то в одиночном ритуале нужно просто учитывать этот факт при определении длительности и частностей, что тоже относится к самоопределению в зависимости от количества энергии.

Даосы рекомендуют завершать практику, «пока желание не прошло», то есть не возводить вообще всю сексуальную энергию вверх без остатка, поскольку наличие энергии в нижних центрах определяет степень жизнедеятельности и социальной активности – возможность нормально существовать в миру. Более того, сублимированную энергию можно, а часто и нужно снова опускать вниз, производя замещение «нижних» энергий на более тонкие по качеству. Сам по себе оргазм в силу высокой частоты вибраций обладает способностью «пережигать» грубую энергию, но для этого нужно действительно пребывать в состоянии возбуждения часами.[33] Примечательно, что в некоторых источниках женщинам предлагают «накапливать»

---

[33] Тантрики для этого зачастую использовали специфические средства с наркотическим эффектом: виджайа, бханг, пан, ганананда и др. Это энергии, почитаемые как аспекты божества, для них есть соответствующие молитвы, дхьяны, мантры и пр. Перед приемом производится ритуальное очищение, а сам прием производится как ритуал. Любой более или менее подробный требник по культу Кали включает в себя раздел по ежедневному подношению подобного пития богине. Например, их содержит "Кали-пуджа-паддхати", руководство по почитанию Кали, изданное в государственном университете Раштрия Санскрит Санстханам (1995). Важно отметить, что есть анукальпа (замена), и все указанные средства могут быть заменены обычными напитками. А майтхуна заменяется созерцанием и бхакти либо пранаямой. – *О.Н.Е.*

сублимированную энергию не в голове, а в сердце – либо оба партнера должны «проводить» ее снова вниз и «упаковывать» в центре внизу живота.

Последнее обстоятельство легко объяснимо направленностью мужчины и женщины на воплощение в себе Шивы или Шакти соответственно, что даже при мастурбационном ритуале сохраняется как «базовая» установка, хотя здесь на этой базе требуется создать в одном теле воплощение обоих богов в их слиянии. И если вспомнить, что Шива есть чистое сознание, а Шакти – частая деятельность, то преобладание энергии в голове или сердце становится самоочевидным. Еще более примечательно, что в даосских практиках все прямо наоборот: мужчина деятелен (*ян*) и поддерживает вертикальную ориентацию энергетической структуры, а женщина пассивна (*инь*) и придерживается горизонтальной ориентации энергетической структуры. Если в тантрическом парном ритуале активную роль играет *шакти*, то в даосской сексуальной практике основная задача – удовлетворить женщину. Однако эти противоречия создаются только при смещении уровня.

Как в вопросе необходимости останавливать семяизвержение в случае мужской практики существуют расхождения – не только на разных уровнях, но и в принципе, – точно так же неоднозначно решается вопрос о прекращении менструации у женщины. В ритуальной практике об этом даже речи нет, ибо менструальная кровь в смеси со спермой выступает основным подношением богам, а сам процесс истечение жидкостей (расы) почитается как священнодействие. Однако по мере преобразования ритуального действа (парного или одиночного) в более абстрагированную сублимационную практику, по данному поводу необходимо принять решение следовать тем или иным рекомендациям или же выработать некое свое отношение. На высших уровнях практики, особенно в монастырских условиях, эякуляция и менструация прекращаются намеренно и полностью. Но стремиться к этому раньше энергетической готовности чревато нарушением процессов очищения.

Стратегия практики

В действительности, общее представление о процессе сублимации уже должно было у вас сложиться из предыдущей главы. Однако мы специально сделали акцент не на изложение ритуала, а на определение происходящих изменений в теле, чтобы не возникло желания тупо воспроизводить описанные движения и повторять те или иные *мантры*. Выделение общих принципов и схемы их применения оставляет за практикующим личную свободу и предохраняет от патологических ошибок. Необходимость построения «личного ритуала» в соответствии с принципами вытекает из «западного» предпочтения личностного развития перед воспроизводством «продукта традиции», хотя бы сей «продукт» назывался громким словом «просветленный». При современной «сексуальной свободе» невозможно давать всем один и тот же механический ритуал для вызывания оргазма, ибо сама эротичность со времен средневековья стала значительно более многообразна в своих формах.

Даже при парных практиках в случае проблемы нахождения подходящего партнера вовсе не следует уповать на техники. Практики позволяют работать с имеющимся желанием, но не призваны нарочито его создавать, хотя в духе «нео-тантры» их нередко используют с подобными целями. Овладение сексуальными практиками упрощает и усложняет жизнь одновременно, как отмечал на семинарах даосский мастер: вы можете получить больше наслаждения от взаимодействия, но вам многое станет уже неинтересно. Девяносто девять процентов представителей противоположного пола просто перестанут вас интересовать в качестве потенциальных партнеров в силу заведомо ощутимой неадекватности. И сами возможности во взаимодействии обогатятся и сузятся одновременно – одним словом, это феномен «избранности». Данная ситуация еще больше усугубляется, если вы остаетесь «наедине» с самой практикой, без всякой энергетизации со стороны партнера.

Практика сама по себе не является возбуждающим фактором, и при отсутствии желания заниматься просто нечем. Более того, хорошо известно, что даже многие практикующие йогу или даосизм в интимной сфере предпочитают сохранять естественную спонтанность выражения чувств и желаний. А первые попытки вводить в личную жизнь техницизм того или иного рода нередко приводят, наоборот, к охлаждению. Если же мужчина и женщина заинтересованы не столько друг другом, сколько самой практикой, то она закономерно превращается в подобие йоги и цигун, вплоть до того, что выполнение соответствующих движений вообще постепенно теряет сексуальную окраску. С одной стороны, подлинная тантра требует подобной отрешенности (при наличии энергии), а с другой – нет энергии для сублимации, так что и отрешаться не приходится. И снова, на одиночной практике это сказывается значительно ощутимее, ибо стимуляция в принципе ниже.

Исходных ситуаций, которые при иных дополнительных условиях приводят к выбору в пользу «мастурбационных» практик, всего три: 1) тантрическая *санньяса* как таковая, при полной самоотдаче Богу; 2) неразделенная любовь, с непреодолимым сосредоточением на недоступном объекте страсти; 3) попросту отсутствие во внешнем окружении того, кто вызывал бы хоть сколько-нибудь ощутимое влечение. Первая ситуация идеальна, вторая – проблематична, третья – вполне нормальна. В первом случае, все силы, включая страсть, направлены к Господу, который выступает неиссякаемым источником энергии, и тогда практика способна действительно превратить жизнь в «непрерывный оргазм» с духовным возрастанием. Во втором случае, практика скорее играет роль энергетической защиты от «невольного вампира», а в третьем – предохраняет от застоя энергии. Но все эти ситуации являются «рабочими», хотя стратегии их развития неизбежно различаются.

Поднятие по Сушумне

Итак, неважно, каким именно способом – великой любовью, силами воли и воображения, техническими приемами, энергетическими стимулами и т.п. – суть сублимации сводится к тому, чтобы прежде всего переориентировать движение сексуальной энергии снизу вверх, изменяя при этом качество самой энергии. В тантрической традиции для обозначения этой разницы служат два противоположных понятия *адхоретас* и *урддхвретас*. Первое из них означает «направление истечения семени вниз» и отождествляется с «огнем времени», который поглощает тело и сознание обычного человека. Второе же означает «направление семяобразующей энергии вверх» и отождествляется с «огнем, поглощающим время», так что само время выступает «топливом» для поддержания жизни и сознания человека. Эти термины указывают на связь подъема сексуальной энергии с поднятием *Кундалини*, хотя последняя выступает гораздо более глубинной субстанциальной энергией.

Кундалини представляется в тантре «двуликой», и ее проявление в том или ином качестве зависит от текущего состояния сексуальной энергии, а именно, от степени сублимации. Подъем сравнительно более грубой и поверхностной сексуальной энергии вызывает и как бы «провоцирует» поднятие *Кундалини*, хотя вовсе не обязательно к нему приводит, ибо здесь важна совокупность многих факторов. Однако во многих тантрических текстах эти процессы сливаются воедино, так что их трудно разделить, и возникает впечатление, что *Кундалини* неотделима от сексуальной энергии, или же, наоборот, только подъем сначала самой *Кундалини* влечет за собой реальную сублимацию. Мы не будем углубляться здесь в эти тонкости, поскольку даже качественная мастурбационная практика на начальном этапе будет ограничиваться лишь перераспределением сексуальной энергии как таковой. Трудно предположить за начинающим способность «пробудить *Кундалини*».

Хотя при недостаточно развитой способности сосредоточения поток энергии вверх может ощущаться растекающимся по всему телу, на высоком уровне практики он должен точно направляться в центральный канал *Сушумна* и проводиться по нему на всем протяжении. Хорошо известно, что именно открытие *Сушумны* необходимо для поднятия *Кундалини*, так что мы снова выходим на взаимосвязь этих энергий. Не менее хорошо известно, что открытие *Сушумны* происходит только после уравновешивания энергии в двух «боковых» каналах *Иде* и

Пингале,[34] которые представляют собой качественные противоположности. Таким образом, не случайно полная отрешенность от противоречивых чувств выступает необходимой предпосылкой для сексуальной практики, ибо на энергетическом уровне она обеспечивает технические условия для выполнения самой практики. Итак, конкретизация задачи формулируется как не просто «вверх», а по «центральному каналу».

При заострении внимания на самой точке «поворота» мы вполне закономерно переходим к напоминанию о тантрической *ваджроли-мудре*, которая имеет свои аналоги в даосской системе и в любых других традиционных способах сублимации, возведенных на уровень духовной практики. Исходно в ритуальной *майтхуне* техника *ваджроли-мудры* позволяла практикующему йогу после эякуляции внутри партнерши вобрать обратно внутрь себя не только собственное семя, но и выделившиеся при возбуждении женские жидкости и даже маточную кровь.[35] В результате он получал нужное ему качество физической субстанции, которая служила катализатором дальнейшего йогического процесса (главным образом – поднятия *Кундалини* и т.д.). При этом семя преобразовывалось в своеобразную амброзию, или «нектар», пригодный для проведения вверх по *Сушумне*. В случае чистой сублимации предполагается использование мужских и женских энергий личного тела.

---

[34] Эти каналы отождествляются с Гангой (справа) и Ямуной (слева) и Сарасвати (по центру). Во многих мистических традициях, которые работают с сексуальными энергиями, процесс сублимации метафорически именуется "поворотом реки". В секте хлыстов это называлось "заставить Иордан течь вспять". Таков метод – тогда как цель состоит в единстве. Естественное движение левого и правого потоков называется насика (зигзаг), о чем ясно сказано в "Шива-сутре" (3.44). Согласно же комментарию, при сосредоточении на потоках исчезает право-лево, и тогда все есть центр. – *О.Н.Е.*

[35] Существуют также вспомогательные упражнения, вроде наматывания члена на палку, попыток мочиться не сплошной струей, а порционно и пр. Однако, занимаясь такими упражнениями можно изрядно подорвать мочеполовую систему, заработать простатит и просто воспаление уретры. При полном освоении данная техника может быть вампирической, на что более ясно и отчетливо указано в буддийских источниках, а отчасти у натхов. – *О.Н.Е.*

Концентрация Оджаса

Продолжая прослеживать перенаправленное движение энергии, тантрические практики используют термин *оджас* для обозначения сублимированной *амриты*, накапливающейся в центре головы. Эта именно та энергия, которая обеспечивает просветление на уровне самосознания и позволяет перейти к реализации телесного преображения как особой формы «бессмертия». Как отмечалось, удержание *оджаса* осуществляется при помощи *кхечари-мудры*, перекрывающей путь вниз посредством «затыкания» носоглотки языком изнутри рта через отверстие позади язычка за мягким нёбом. Для начала достаточно освоить *набхи-мудру* (языковое замыкание) – она же применяется в даосских практиках: это прикосновение языком к верхнему нёбу для замыкания каналов и предотвращения утечек энергии. *Набхи-мудра* позволяет опускать энергию по переднесрединному каналу, что на начальном этапе работает как предохранитель от «синдрома *Кундалини*».[36]

Отмеченное тонкое различие в *мудрах*[37] требует пояснения. Приток утонченной очищенной энергии в высшие *чакры* вызывает такие положительные явления в обыденной жизни, как ясность видения реальности, прозорливость в решениях и расширение сферы осознания. Подобное состояние должно наступать после мастурбационных сублимационных практик. Однако в случае неподготовленности тела, энергии и мышления, которое делает очищение некачественным и оставляет высшие центры не готовыми к наплыву «инаковых» энергий, могут проявляться нежелательные симптомы: тяжесть и боль в голове или галлюцинации. При их возникновении необходимы

---

[36] При техниках с повышением концентрации не кислорода, а углекислого газа в крови, наоборот, существует Адхо-Кундалини, то есть опускание ниже Муладхары в систему "адских чакр", для чего в черно-магических ритуалах используется в частности анальный секс. Отсюда гомосексуальные воинские оргии, чтобы вызвать разрушение и хаос. – *О.Н.Е.*

[37] Например, кавача (броня) совершенно необходима перед практикой, иначе практикующий вместо высшей медитации с погружением в блаженные состояния становится пищей для астральных духов. В данном отношении предостережения православных священников "не баловаться" с подобными вещами вполне реальны и предохраняют от бесовщины. – *О.Н.Е.*

меры «заземления», то есть опускания энергии вниз, хотя уже и в новом качестве. В тантре такое «смягчение» ситуации производится путем использования *набхи-мудры* вместо «продвинутой» *кхечари-мудры*. Даосский вариант – кручение орбиты и запечатывание в «нижнем *дань-тяне*» станет понятен ниже.

Важно внимательно наблюдать за изменениями состояния, не допуская сублимационной «передозировки». Мне довелось однажды стать свидетелем случая «синдрома *Кундалини*» со смертельным исходом в одном из индийских ашрамов, хотя он был вызван практиками, не связанными с сексуальными техниками, а направленными непосредственно на подъем *Кундалини*. Практикующий устроил себе самовольный «затвор», а через три дня, взломав дверь, его нашли в бессознательном состоянии от предельной «перекачки» энергии снизу вверх, явной на физическом уровне: ноги ледяные, голова в жару. Далее перегрев головы привел к умственному помешательству, и как человека ни пытались вернуть «на землю» и «в тело», через месяц борьбы за его жизнь он повесился, будучи энергетически устремлен к переходу в астральный план... Подобный исход событий для человека, озабоченного не только сексуально, но и социально, крайне маловероятен. Но будьте осторожны.

Теперь вернемся к оптимистичному настрою на самореализацию и наметим более общий контекст, в котором истолковывается образование *оджаса*. Мы уже использовали термин *самараса* для обозначения состояния равновесия, достижимого посредством практики. В древнейших ведических источниках *оджас* упоминается как одна из разновидностей расы наряду с другими «жидкостями». В ритуале жертвоприношения *раса* отождествлялась со всем, подносимым богам в огонь (*агни*), который раздувался ветром (*вайю*). Далее система «*раса – агни – вайю*» претерпевала переосмысление, и в *упанишадах раса* означала уже все человеческое тело как «жертву», *агни* превратился в *тапас* (подвижничество), а *вайю* – в *прану*. Очевидно, что аналогичные процессы мы уже прослеживали при сублимации собственно тантрической ритуальной традиции. Таким образом, нам становится понятным место *оджаса* в системе сексуального ритуала, сублимированного в практику.

Системы сублимации

Выше уже неоднократно упоминалось о связи тантрических сублимационных практик с даосскими и тибетскими – как исторической, так и структурной. Здесь мы рассмотрим историю взаимодействия этих трех духовных традиций, которая во многом повлияла на их становление. Структурному же сходству и различию тантрической и даосской систем сублимации будет посвящена следующая глава. Примечателен прежде всего тот факт, что мистико-эротические практики тщательно разрабатывались в тех традициях, где главной целью выступало телесное преображение. В традициях, направленных на чисто духовную реализацию, выбор оставался лишь между мирским браком и сексуальным воздержанием. Вот почему понимание сублимации как целостной системы, а не просто отдельных техник на низшем сексуальном уровне (позволяющих продлить и усилить оргазм), начинается с усвоения целеполагания включения сексуальной сферы в духовную практику.

Такая цель, как телесное бессмертие, оставляет простор для скепсиса – не метафора ли это, однако скептикам предлагается проверить подлинность алхимических процессов на своем опыте. В действительности, независимо от степени достоверности сведений о *дживан-мукти,* достигших телесной реализации, данная ориентация сама оказывается глобальнее, чем богореализация так таковая, поэтому при постановке такой цели ничего не теряется, а лишь расширяется спектр возможностей самосознания. Конечно же, практикующий не в состоянии достичь бессмертия, просто наполнив свою голову утонченной и очищенной энергией спермы. Дальнейший техницизм выходит за рамки необходимых сведений для проведения сублимации, которая служит созданием базы для достижения этой цели. Тогда трансформация сексуальной энергии обретает смысл, а в противном случае она была бы обыкновенным бессмысленным мазохистским «самоистязанием во плоти».

Даже в пределах традиции *сиддхов* эротико-мистические практики составляют лишь один из трех взаимодополнительных подходов, наряду с хатха-йогическим и алхимическим. Причем разные системы сублимации могут приводить к преображению тела из плоти и крови в «золотое», «алмазное», «световое», «звуковое» или «совершенное» как таковое. Взаимодополнительность трех вышеназванных подходов внутри тантрической традиции состоит в их общем «связывании» божественного с человеческим на уровне жизненных флюидов (*раса*), а также таком динамическом «проникновении» (*ведха*), которое вызывает преображение тела посредством всех трех названных технических компонентов. Термин *ведха* трехсмысленный: это тантрическое посвящение через «передачу» *расы* от учителя к ученику; хатха-йогическое «пронзание» *чакр*; алхимическое «превращение» металлов в золото. Основу всех процессов составляет *«совершенство проникновенности»*.

Расширяя обозрение сублимационных систем, прежде всего по единству и конкретизации главной цели телесного преображения, ближайшим образом мы получаем иную триаду – на уровне традиций. Ранее, чем выйти на даосские практики, мы неизбежно встречаемся с тибетским буддизмом, ведь Тибет испокон веков выступал «естественным посредником» между Индией и Китаем. Три варианта «конечного тела» в трех разных традициях при помощи сублимации: 1) бессмертное, но конкретное *алмазное тело*, запредельное законам природы, обретаемое в хатха-йоге и тантрическом ритуальном сексе; 2) божественное *тело звука*, получаемое при дальнейшей сублимации обеих практик (*хатхи* и *вамачары*) в медитации и ритуалы индуистской *трика-каулы*; 3) духовное *тело света*, создаваемое при интериоризации алхимии в медитативно-ритуальную «йогу» тибетского буддизма. Но все это варианты сотериологических путей, ведущих к *«личному спасению»*.

Тибетский буддизм

В целом, гималайская связь между Индией и Китаем состояла в том, что сначала буддизм был экспортирован из Индии в Китай, а затем, обратным образом, происходило введение отдельных элементов даосской культуры в индийские традиции.

Один из исследователей заключил даже, что «даосская составляющая буддизма была тантрической». Получается, что вначале индийский тантризм внедрился в Китай, а позже, в восьмом веке, благодаря буддийским монахам, часть этих техник просто-напросто была «возвращена на родину», откуда их заимствовали всего несколькими столетиями ранее. Но подобные заключения оставляют сомнения, ибо даже в оригинальных тантрических сборниках *Рудра-ямала* и *Брахма-ямала* утверждается, что еще ведический *риши* Васиштха посетил Китай, чтобы обучиться практикам *вамачары*. С другой стороны, в китайских источниках обнаружены данные о придворных индийских медиках, сведущих в «эликсире жизни».

Примечательна научная дискуссия об «установлении личности» Нагарджуны, которому было обязано появление в индийском буддизме «китайской богини» Тары (через Тибет). Встречается множество исторических личностей с именем Нагарджуна, но один из них безусловно был алхимиком в тантрическом буддизме ваджраяны, который безусловно сам странствовал в Китай. Тара же исходно была богиней «морских путей», откуда возникло предположение о привнесении ее сначала морем в Южную Индию, однако ранние факты почитания Тары засвидетельствованы в буддийском комплексе Наладе (Северная Индия). Важность этих событий становится понятна, если учесть, что одна из двух ипостасей Тары в тибетском пантеоне выступала супругой бога, служившего не-больше-не-меньше, чем прототипом Бхайравы, то есть тантрической формы разгневанного Шивы. К тому же она была «заимствована» вместе с ртутью – важнейшим компонентом алхимии.

Конечно, выступая в роли «посредника», тибетский буддизм обрел собственную яркую индивидуальность как совершенно особая «алхимическая традиция», где вообще эротико-мистические практики начали отождествляться с «алхимией», тогда как в индуистской тантре они оставались взаимодополнительными, но все же отдельными областями знания. Так возник «тантрический буддизм», который носит на себе отпечатки в равной мере даосских практик и индуистских сексуальных техник. Внешняя вещественная алхимия исчезла из буддизма как раз тогда, когда сам буддизм исчез из Индии, где ранняя алхимия продолжала существовать наряду с более сублимированными формами. В качестве ответа на исчезновение буддизма в средневековой Индии многие значимые буддийские личности и боги превратились в индуистских персонажей, тесно вплетенных в историю и мифы тантрической алхимии, получив в ней статус новых *«натхов»* или *«сиддхов»*.

Тибетская буддийская алхимическая система наиболее полно и прозрачно изложена в *«Калачакра-тантре»* с ранними комментариями Вималапрабхи, созданным в начале XI в. В противоположность внешней индуистской тантрической алхимии там делался акцент на внутреннюю направленность. Все преобразования, вроде превращения металлов в золото, были объявлены «мирскими» и «низшими» по отношению к внутренней алхимии, или же *расаяне,* которая имела дело с «каналами и ветрами» в тонком теле, приводя к полному просветлению. Но «алхимия» на внутреннем уровне в такой степени «абстрагирования сущности» стала равноценна по своей сути одновременно даосизму, махаяне и хатха-йоге в перспективе поднятия очищенной энергии спермы вверх после открытия центрального канала. *Ваджраяна* предполагала упрочение *боддхичитты* (разума Будды) через слияние *праджни* (богини знания) с *упаей* (богом мастерства) в развитии *«тела света»*.

Тамилнаду – Китай

Кроме «шелкового пути» через труднопроходимые Гималаи и опосредование тибетским буддизмом, существовала также и морская связь между Южной Индией и Китаем, которая повлияла на становление *париянга-йоги*, рассмотренной нами еще в самом начале книги. Причем среди полу-исторических личностей, согласно традиции путешествовавших этим путем, был один из наиболее значимых тамильских *сиддхов (ситтаров)* – алхимик Богар. По преданию, он жил в период с третьего по пятый век новой эры в Тамилнаду, где сам практиковал и обучал алхимии. Примечательно, что существуют две версии: будто он был китайским философом, прибывшим на юг Индии изучать медицину, или же *ситтаром*, который странствовал в Китай, чтобы обучать алхимии одного правителей, а затем снова вернулся на родину. Как бы там ни было, в Тамилнаду он почитается как один из главных *сиддхов*, благодаря которым сформировалась особая алхимическая традиция.

Владение Богаром сублимационными практиками, причем в раннем парном исполнении (как *майтхуна-йога*), очевидно из его поэмы *«Аштанга-йога»*. Даже название передает сексуальный символизм, ибо переводится как «восьмичленная йога», то есть выражает совокупность четырех конечностей обоих партнеров, сплетенных воедино при любовном слиянии. Исследователи традиции *сиддхов* истолковывают смысл подобной «йоги» как тождество противоположностей в облике мужчины и женщины, при котором внутренние органы обоих партнеров становятся едиными. «Внутренние органы» имеют философское значение, поскольку под ними понимаются разум (*буддхи*), ум (*манас*), эгоизм (*ахамкара*) и сознание (*читта*). Таким образом, если на внешнем плане *аштанга* означает восемь органов действия, то на внутреннем плане она представлена восьмью органами познания. Богар признает обретение полного телесного и духовного слияния в *майтхуна-йоге*.

В писаниях не менее прославленного *ситтара* Тирумулара, жившего приблизительно в седьмом веке, часто упоминается, что он обучался у Нанди, которого он сам отождествлял с Шивой, что связывает его с шиваистскими истоками тантры. Однако найдены немногие документы, свидетельствующие о существовании в то же время исторической личности Нанди, который был буддийским монахом из центральной Индии. Нанди путешествовал через Шри-Ланку в юго-восточную Азию и достиг Китая в 655 году, а годом позже сам китайский император отправил его обратно за море – собирать лекарственные травы. Итак, Тирумулар мог получить знания и от этого Нанди, а значит, ознакомиться с китайскими практиками. В любом случае, очевидно наличие морского пути между Индией и Китаем, по которому могли перемещаться и другие, не менее ученые и опытные практикующие, хотя «культурный обмен» не был запротоколирован в летописях обеих стран.

На основе приведенных данных выдвигаются даже столь радикальные гипотезы, как возникновение даосизма вообще, как традиции в целом, из привнесенных *ситтарами* в Китай тантрических практик. Хотя до такой степени радикализма доходят немногие, влияние тантры на даосизм в техническом аспекте сексуальной сублимации принимается уже гораздо большим числом голосов. И все же обратные заключения имеют как своих сторонников, так и целый спектр достоверных свидетельств и доказательств. Вот почему, не располагая возможностью углубляться здесь в научное исследование индо-китайских связей, мы ограничимся скромным признанием взаимного влияния обеих традиций, что действительно существенно для индивидуальной практики. Практичность этого вывода состоит в возможности совмещать и замещать тантрические и даосские сублимационные техники в зависимости от потребностей и условий в конкретной ситуации.

Даосские параллели

«Занимаясь сексом, смотрите на это как на практику! ... Да, вначале это неудобно и лишает многих ощущений, но зато этот процесс будет в развитии в отличие от естественного угасания. И, самое главное, вы добавите сильный аспект в свое развитие». (Бен Челеро)

Как уже становится понятным в исторической ретроспективе, крайне трудно определить, кто у кого заимствовал те или иные элементы сексуальных практик – тантрики или даосы. Построение идеала отрешенного взаимодействия личностей само во многом обогащалось в процессе культурного взаимодействия Индии и Китая. Под «даосскими параллелями» не подразумевается изложение даосских сексуальных техник как таковых, хотя здесь мы и впрямь переходим от исторического к техническому анализу. Напомним, что цель данной книги не в том, чтобы снабдить читателя «рассекреченными» техникам

и, при помощи которых он будет способен самостоятельно справиться с любой степенью сексопатологии. Наша задача в том, чтобы расширить самосознание от примитивной зацикленности на сексе в буквальном смысле слова до включения в него всей вселенной в «оргазмическом» бытии – отрефлексировать «что происходит» в контексте «как должно быть».

Если уж проводить параллели к параллелям, то возведение единичности во всеобщность при переживании любви составляет лейтмотив всех духовных культур. Вспомним хотя бы суфийскую притчу о Мейджнуне и Лейли, которую мне доводилось встречать в разных пересказах. Для нас сейчас представляет интерес следующее развитие сюжета: Мейджнун влюбился в Лейли и по всем правилам старины попросил у нее руку и сердце. Она же по-женски ответила, что, дескать, надо спросить дядюшку и прочих родственников и просила его подождать. После того, как она побежала улаживать семейные дела, Мейджнун уселся ее ждать и погрузился в столь глубокое созерцание мысленного образа своей любимой, что даже не заметил, как птицы свили на его голове гнездо и вывели птенцов. Когда же, наконец, явилась Лейли с радостным известием о согласии и принялась его тормошить, он с досадой отмахнулся: «Уйди женщина! Не мешай мне думать о моей Лейли!».

Но вернемся от суфийских притч к даосским техникам. Как известно, описание тонких структур в даосской и тантрической системах не совсем совпадают: в одной – семь *чакр*, в другой – три *дань-тяня* и прочее. Но если абстрагировать суть сублимационной практики в даосизме от конкретизации в определенной последовательности и выйти на наивысший уровень принципов, которые позволяют создавать необходимые состояния и структурные изменения «разумным образом» при помощи любых иных адекватных действий и мыслей, то – с неизбежной закономерностью! – мы сможем получать результаты преобразования энергии совершенно тождественные достижимым посредством тантрических ритуалов, так что отпадет всякая нужда в том, чтобы технически их разучивать. Собственно, выход именно на этот уровень и представляется наиболее существенным, в чем мне довелось убедиться на собственном опыте в горздо более широком спектре традиций.

К прискорбию, большинство страждущих от общей неудовлетворенности существованием (включая сексуальную) не желают вдумываться и вчувствоваться в самую суть бытия, а предпочитают «готовые рецепты», которые делают все «блюда» одинаково безвкусными. Но и на техническом уровне хорошо просматриваются структурно взаимодополнительные составляющие, соответствующие общей структуре сублимационной практики, которую мы выделили в главе, предшествовавшей рассмотрению целостных систем сублимации: подъем преобразованной сексуальной энергии по центральному каналу вверх до высшего энергетического центра. Даже такие базовые приемы тантры, как *ваджроли-мудра*, имеют свои аналоги в даосизме, хотя и покрытые своеобразной «облицовкой» алхимического символизма: *«плотина, заставляющая Желтую Реку течь вспять»*. Разумеется, здесь речь идет снова о поднятии энергии семени по каналу внутри позвоночника.

Идеал брачных покоев

Даже немногие доступные источники представляют два «идеала» брачных покоев, и здесь мы ограничимся одним из вариантов. Сексуальные даосские практики широко известны благодаря книгам Мантэка и Мэниван Чиа, где совершенствование женской и мужской энергии предполагает период одиночной практики, которая предваряет взаимодействие, но может заменять его полностью. Искусство брачных покоев, преподаваемое в даосской академии ИНБИ, основано на иных принципах. Ранее публиковались техники первого уровня, выполняемые без партнера, и второго уровня, включающие парную практику. Движения по распределению сексуальной энергии разучиваются на семинарах, причем второй уровень предполагает определенный прогресс в практике, и на него требуется специальный допуск. В своей книге по даосизму я мало касалась вопросов сексуальности, ограничиваясь личным опытом после посещения семинара первого уровня.

Изначально в даосизме развитие сексуальных практик направлялось женщинами, которые хранили «тайны любви» наряду с иными магическими знаниями. Ранее *дао* любви», или искусство сексуального взаимодействия, позволяло женщине проработать энергию *инь*, создавая основание для дальнейшей духовной практики. Но постепенно женщине стала отводиться вспомогательная роль, а подлинные знания распространялись среди мужчин. Мужчине-даосу требовалось не просто качество женственности, но и возможность влиять на развитие этого качества. Все сексуальные практики жестко направлялись мужчинами, которые видели, насколько разрушительно для них неконтролируемое влияние женщины. Так сложилась ситуация, когда женщина стала выполнять внешние движения, не сознавая внутреннего значения практик. Но особую опасность для практикующего представляет близкое взаимодействие с обычной женщиной, не владеющей собственной энергией.

Прежде всего важно научиться различать в сексуальных состояниях фазы возбуждения и желания: обычно желание возникает после возбуждения. Работа с возбуждением связана с умением распределять и преобразовывать энергию. Когда возбуждение перерастает в желание, энергия неизбежно выходит из-под контроля. Тогда нужно утолить его в любой форме – с партнером или путем самоудовлетворения. В любом случае, следует перевести тенденцию в практику, включающую этапы подготовки, наполнения, преобразования и удерживания энергии. Последнее важнее всего, ведь при обычном сексе энергия желания безвозвратно теряется. Однако подавлять желание тоже плохо, поэтому предпочтительно улавливать его на стадии возбуждения и учиться плавно из этого состояния выходить, переводя стихийное проявление чувств в осознанные действия по наполнению чувствами. Энергия сохраняется не в своем исходном качестве, а уже после преобразования.

Сексуальная энергия в даосизме выступает движущей силой, связывающей с вселенским началом. Как и в тантре, оргазм есть высшее проявление исконной энергии. Переживание оргазма раскручивает внутренние силы и соединяет практикующего с первоисточником. Состояние оргазма не ограничивается сферой секса, хотя это важный аспект развития. Независимо от степени сексуальной активности, нужно познавать внутренний механизм близких отношений, чтобы не заглушить содержащуюся внутри силу. Возбуждение имеет всеобъемлющий характер, и энергия прокладывает свой путь при каждом действии. Мужчина и женщина выступают друг для друга как проявления определенной энергии. Даже эротические сны служат формой замещения энергии: они помогают активизировать внутреннюю энергию и устраняют блоки в разных зонах тела. Если контролировать свои сновидения, то сексуальная энергия будет в них усиливаться и сублимироваться.

Практика без партнера

Первый уровень искусства брачных покоев, освоенный мною на трехдневном даосском семинаре, ограничивается подготовкой к взаимодействию, которая сама может выступать техникой самоудовлетворения и сводится к пяти сублимационным последовательностям. Внешне для современного непомерно «раскрепощенного» человека эти движения вообще едва ли покажутся сколько-нибудь эротичными. Со стороны такой семинар напоминает вполне пристойные занятия *цигун*. Выполнение техник, как всегда в даосизме, начинается с разучивания длительных замысловатых последовательностей, где физические движения сочетаются с проведением энергии и осознания происходящего в теле, что вместе требует хорошей концентрации и чувствительности. Вот почему даже самые простые движения желательно осваивать лишь после овладения подготовительными даосскими техниками, не относящимися напрямую к переработке сексуальной энергии.

Принцип одиночной практики состоит в том, что в каждом теле – мужском и женском – есть как *инь*-энергия, так и *ян*-энергия. Таким образом, вовсе не обязательно черпать ее из внешнего источника, что и составляет подоплеку сексуального влечения, а можно развить внутри собственного тела. Со всей очевидностью, здесь наблюдается перевод процесса внешнего взаимодействия с партнером во внутреннее взаимодействие энергий *инь* и *ян*, во многом аналогичный сублимации тантрической ритуальной практики в мастурбационные техники. Особый акцент делается на утончение «грубого рукоблудия» и возведение его в «тонкое рукоблудие». Первая стадия заключается в развитии фактического чувствования, причем не только своего тела собственными руками, но и одновременно телом – рук. Вторая стадия состоит в проведении энергии внутри тела при помощи пассов руками на некотором расстоянии от тела, которые должны хорошо ощущаться.

Нет смысла пересказывать сами техники – такая книга уже есть. Гораздо важнее усвоить базовые принципы, чтобы понять, желательно ли включать подобный подход в личную практику. Психологическая установка состоит в «пребывании в желании» вместо того, чтобы бросаться искать того, с кем удастся немедленно его удовлетворить. Еще труднее принять подобную установку, когда партнер имеется, и ничто не препятствует предаться наслаждению. Это «роковой порог» сублимационной практики для обычного человека, который в самом начале готов «сбежать» или же «изнасиловать» партнера, будучи не в силах находиться в состоянии сексуального возбуждения и продолжать как ни в чем не бывало выполнять предзаданную последовательность движений, рассчитанную на период от двух до пяти часов при наиболее качественном выполнении.

Разумеется, не каждый день, а дважды в неделю — предпочтительнее всего, в понедельник и пятницу.

Схематически практика сводится к проработке всего тела в смысле прочувствования и перераспределения энергии, проведению оргазма снизу вверх с наполнением всего тела и последующим распространением этой энергии по всему телу с сохранением и центрацией. На собственном опыте могу подтвердить, что охватывание оргазмом всего тела, отчего все оно превращается в единую сплошную вибрацию, из которой невозможно выпростать отдельным телодвижением руку или ногу и хотя бы даже пошевелить пальцем, что может продолжаться (утихая и усиливаясь) часами — переживание настолько захватывающее, что после него на девяносто девять процентов обычных мужчин с «грубо-физиологическим» подходом даже смотреть не хочется. Впрочем, отсутствие сексуального интереса дает не менее уникальную возможность видеть в мужчине не только человека, но и потенциально божественную личность, что представляется в итоге гораздо более ценным.

«Вселенский оргазм»

«Никогда, поистине, не бывает любящего, который не знал бы ответной любви. Когда молния любви ударила в это сердце, – знай, что любовь живет в другом сердце. Когда в твоем сердце растет любовь к Богу, – отбрось сомнения: это Бог любит тебя». (Идрис Шах «Суфизм»)

Понятия целостного оргазма всего тела и вселенского оргазма одновременно действуют, как все понятия, на нескольких уровнях – промысливания, прочувствования, воплощения. Одно дело, когда состояние оргазма позволяет вместить в осознании всю вселенную не как голую идею, а в одноразовом схватывании всего конкретизированного многообразия. Другое дело, когда при состоянии оргазма возникает личное прочувствование того уровня вибраций, на котором целая вселенная находится в «оргазме», так что между этими двумя «оргазмами» нет никакой границы, а есть переживание оргазмического слияния с миром. И совсем иное дело, когда подобное переживание доходит до того, что вся вибрирующая в оргазме вселенная воспринимается как собственное необъятное тело, а сознание достигает концентрации самосознания всей вселенной, то есть богореализации. Последний вариант – слияние с богом не только сознанием, но и телом – такова цель тантры.

Точно так же и представление о «вселенной» в определении «вселенского оргазма» может относиться к одному из трех уровняй целостности: микрокосму, мезокосму и макрокосму. Если соотношение микрокосма и макрокосма встречается нередко во многих западных и восточных источниках, посвященных эзотерическим аспектам человеческого бытия, то понятие мезокосма характерно преимущественно для алхимической традиции, которая собственно в нем и развивалась. Таким образом, занятия сублимационными практиками неизбежно переводят существование практикующего в ранее неведомую для него область – мезокосм, где осуществляется последовательное и неукоснительное отождествление и взаимопроникновение микрокосма (человека) и макрокосма (бога). Тантрические адепты выстраивали эту сферу бытия совершенно сознательно, как среду опосредования, которая в пределе предполагала вмещение единства микрокосма и макрокосма.

Вообще, нередко под вопросом оказывается не только «вселенский оргазм» или «полный оргазм тела», но и переживание оргазма как факт. Надо отметить, что проблематичность оргазмичности в смысле определения собственного чувства, согласно данным сексологов, встречается только у женщин, тогда как мужчина всегда уверен в наличии оргазма. Здесь интересна та двойственность, которая неизменно присутствует в тантрических писаниях при описании именно женского оргазма. Двусмысленность начинается с называния «двух ртов» йогини, под одним из которых подразумевается *йони*, так что в процессе практики (йогической или эротико-мистической) низший и высший «рты» претерпевают переворот. «Главный рот» отождествляется с «маткой сознания» или «циклом блаженства», из коего энергия проникновения проистекает вверх уже в качестве *Кундалини*. Кроме двух «ртов» в тантрических системах тонкого тела возникают «две *Сушумны*» и прочее.

Даже если не вдаваться в тонкости опознания того или иного переживания в качестве той или иной степени оргазма, а оставить на самоопределение самого человека, насколько ему «хорошо», неожиданно обнаруживается, что не все готовы даже к «полному счастью», не говоря о «вселенском оргазме». Ведь, на поверку, находиться в позитивных состояниях ничуть не проще, чем в негативных, не случайно в буддийской практической психологии сначала прорабатывают страдание, а потом наслаждение, – ибо второе сложнее. Особенно это характерно для русских, что прекрасно отражено в сюжете малоизвестного раннего рассказа Достоевского «Слабое сердце». Скромный чиновник, не смеющий и мечтать об улучшении своего положения, вдруг получает повышение по службе, богатое наследство и помолвку с любимой девушкой – все сразу. В итоге, он сходит с ума. Автор заключает: «А ведь как подумал бы, что *всем тяжело*, так и жив бы был человек...»

В обители «мезокосма»

Внутренняя алхимия, к сфере которой относится также и тантрическая сублимационная практика, осуществляется в обители мезокосма, которая выстраивается и расширяется в процессе самой эротико-мистической, или ритуально-духовной практики. Это область «чудотворства», где происходит невероятное и непостижимое превращение единичного во всеобщее и обратно. Более того, поскольку уровень проявленного существования есть *майя*, или иллюзорное бытие, а уровень запредельного единства составляет единственную Реальность, мезокосм – это область «практической метафизики», где возможно не только произвести отличения нереального от реального, но и осуществить в самом себе единство этих противоположностей. В частном выражении, это область экстрасенсорики в смысле подлинной «сверхчувствительности», или *сиддх* – «сверхъестественных способностей», достижимых посредством накопления сублимированной сексуальной силы.

В определенном значении, мезокосм представляет сферу «динамической конкретизации», то есть не застывший факт воплощения Единого во множественности, а осознание самого процесса этого превращения и попытки превратить его в лично-контролируемое действие. Таким образом, алхимик пребывает внутри самого себя в непрерывном самосознании единства частного и всеобщего, постепенно уточняя границы частного и распространяя безграничность всеобщего, причем в одном и том же самоопределении. Это сознание не конечного существа, а некоторого «переходного существования», при котором человек прочувствованно осмысляет самого себя непрерывно «преображающимся» в «обожении». Деятельность подобного бытия лишает практикующего возможности остановиться или забыться, ибо каждое достижение открывает перед ним новые «вызовы» и «миссии», связанные между собой в мистическую цепь чудесных превращений духа и тела.

Подобное проживание *проникновения*, которое мы отмечали как важнейшее определение тантрической практики, составляет мистический «эротизм» в широком смысле слова. Но подчеркнем, что такое состояние ни в коем случае не предполагает неопределенности или расплывчатости в самоопределении. Напротив, оно характеризуется более обостренным чувством собственной инаковости по сравнению с обычными «смертными существами». Технически повышенная чувствительность обеспечивается подробно рассмотренными выше мудрами, которые позволяют «изолировать» избранные части тонкого тела и даже «запечатывать» тот или иной план личностного развития, чтобы создать в нем особые «лабораторные» условия с предельной концентрацией самосознания и самочувствия. Так, сублимационные практики в мастурбационном исполнении выступают наиболее точным эквивалентом *взаимопроникновения* как такового – между личностью и Самостью.

Интериоризация приводит к инвертированности в столь крайней степени, что она сама собой оказывается неудержимой экстравертированностью. Здесь сказывается «убогость» и самодостаточность системы описания всего из трех определений: мезокосм есть сфера самодостаточности, поскольку она в пределе «вмещает» в себя одновременно макрокосм и микрокосм, оставаясь в то же самое время свободной от заполонения ими обоими. Отсюда происходит «невыносимость» переживания в человеческой форме «вселенского оргазма» как высшей точки совпадения материального и духовного в общем для них вибрационном поле. В структуре сублимационной практики тонкий центральный канал Сушумна играет роль «позвоночника мезокосма», если саму эту сферу рассматривать как самосознательное существо, наделенное редкостной личностной характеристикой – способностью пребывать в саморазвитии помимо времени, во «вложении» циклов эволюции и инволюции.

Микрокосм и макрокосм

Мезокосм – это промежуточная сфера существования, обусловленная наличием различия микрокосма и макрокосма, или личности и Самости. Очевидно, что изолирование тонкого тела *мудрами* тоже составляет технический прием, который в пределе противоречит своей цели – полному слиянию личности с

Самостью. Равно как и исходная фиксация осознания собственного тела как «мужского» или «женского» заведомо не соответствует установке на выход за пределы обусловленности половой принадлежности. Все это лишь методы создать «рабочую ситуацию», или «алхимическую лабораторию», к которым не следует привыкать вплоть до самоотождествления. Сублимация – это не состояние, а процесс, в котором происходит смена множества состояний, а в пределе человек уже никогда не будет тем же самым, если вообще останется «человеком» в обычном смысле. Мезокосм – это даже не «сфера», а движение взаимопроникновения личности и Самости.

Вспомним буддийский постулат: жизнь есть страдание, но существует путь избавления от страдания, ведущий к нирване (пустотности бытия). Вступление на путь «избавления от страданий», в конечном счете, предполагает прекращение человеческого воплощенного существования. Не случайно мы постоянно подчеркивали мистическую цель эротических практик – преображение плотского тела в «лучезарное тело». Даже без достижений такой степени следует быть готовым к тому, что попытки решить «сексуальные проблемы» при помощи сублимационных техник приведут к необратимым изменениям в личностной структуре. Безусловно, основное качественное изменение – расширение самосознания благодаря наполнению силой вплоть до включения в понятие «Я» необъятной вселенной и переживание происходящих «вокруг» событий как «внутренней жизни» при полнейшей отрешенности от присвоения – следует заведомо признать положительным.

В традиции тантры подчеркивается и обратный процесс: речь идет не только о возведении единичного во всеобщее, но и об «упаковывании» всеобщего во всей его конкретности в отдельно взятом единичном существовании. Иными словами, расширение сознание имеет в подоплеке усиление способности к концентрации сознания. И чем более «объемно» мышление, тем более оно «одноточечно». Конечно, здесь мы уходим слишком далеко от простого вопроса о «человеческом счастье» в узком смысле сексуального удовлетворения. Однако давным-давно доказано, что вопрос о счастье не разрешим в той же плоскости, в которой он поставлен: он ставится на уровне ограниченной страждущей личности, а решается на уровне всеобъемлющей всеблагой Самости. Отмеченный обратный процесс важен не только для самого человека, но и для окружающих его людей, ибо тогда он начинает выступать проводником божественного присутствия посреди мира.

Абстрактные оккультные термины «микрокосм» и «макрокосм» несколько сбивают нас с толку, ибо за ними стоят глубоко личные взаимоотношения человека с Богом. Обратите внимание, что даже в вамачарском сексуальном ритуале присутствует почитание *Ишта-деваты,* или избранного божества. В тантре сохраняется общая установка на нахождение в непосредственной связи с Богом, развитие и обогащение отношений с ним. Ритуальная практика – лишь часть целостных отношений партнеров с богами, в которой также данная частность возводится во всеобщность, а иначе все остается на уровне банального секса или рукоблудия. Техник можно изучить или создать множество, как и вообще бесконечно многообразие мира, исходя из названных принципов. Суть дела в том, производятся ли технические действия как самоцель или действительно служат достижению цели. Но даже при полной «дебелости ума и сердца» от любви Господа просто некуда деться.

Самодовольствование

Отличие сублимационного «взаимодействия с собой» от сексуальной связи состоит также в рефлексии ответственности, возводя в высшую степень ощущение священнодействия и утончение этики. В данной связи, нам следует окончательно отмежеваться от расхожего мнения, что в тантре происходит утрата чувств святости и морали. Подобное впечатление создавалось для многих на основании писаний Ошо, где вы найдете немало наставлений вроде: «Имейте такой секс, какой можете», – приводящих к заурядной распущенности. Но крайне интересно его истолкование храмов Каджурахо, покрытых развратными сценами. Согласно Ошо, подобные храмы служили для «сексотерапии» и существовали как процесс исцеления. Тех, кто страдал от сексуальной извращенности, посылали в Каджурахо, где он вынужден был созерцать непристойности, выводя мысли из подсознания в сознание. Так, психоанализ предполагает, что выведение в сознание равноценно очищению.

При интериоризации ритуала, которая должна уже стать едва ли не прозрачна в подходе к сублимационным тантрическим практикам, собственное тело оказывается подобным же храмом, на поверхность которого выводится затаенное вожделение, которое сознательно возводится во всеобщее и тем самым позволяет преобразить само тело. При успешном проведении стратегии самодовольствования возникает весьма тонкоразличимая опасность впасть в «самодовольство». Подразумевается тонкая грань, за которой начинается переход от самодостаточности к гордыне, которая становится «камнем преткновения», ведущим к «падению» всякого практикующего в любой духовной традиции. В случае сублимации пренебрежение людьми при обретении хотя бы относительной независимости от них вызывает немедленные «пробои» и потери энергии в силу одной тонкой или мысленной демонстрации собственного превосходства. Неизменно нужна бдительность.

При явном решении физиологических сексуальных проблем «подводные камни» на пути тантрического практикующего встречаются на уровнях энергии и мышления. Отчасти мы отмечали их в самом начале, вводя представление об утонченной этике, не ограниченной вопросами физических измены или насилия и т.п. Наиболее криминальными ситуациями на энергетическом уровне следует признать «сознательный вампиризм» и «астральный приворот». Так, в тантрических источниках встречаются описания женщин, владеющих *ваджроли-мудрой* в совершенстве до такой степени, что способны вызывать у мужчины подряд многократно эрекцию и эякуляцию, «выкачивая» из него не только сексуальную силу, но и весь накопленный годами практики *оджас* (духовную силу). Закономерным образом, сильный отток энергии вызывает неудержимое влечение «вслед по течению», то есть превращается в страсть к вампиру, реализуя «астральный приворот».

Для самого практикующего могут представлять угрозу различные эротические сущности на астральном уровне, которых мы рассмотрим ниже более подробно. Однако подобные энергетические проблемы коренятся в неверно выбранной сознательной установке самого практикующего, то есть обусловлены его мышлением. Спектр ложных состояний здесь тоже крайне широк – от бессознательного самообмана или неверного понимания практики до намеренного «кокетства» избранной позицией воздержания с окружающими, особенно представителями противоположного пола, и почти нескрываемого самообмана. Насколько все это серьезно, становится ясно, если почитать святоотеческое «Добротолюбие», полное образов «безумцев», бродящих неприкаянно по пустыне, не выдержав противоречий и повредившись в рассудке. Работа с мышлением лучше всего разработана в христианстве, где «впадение в страсть» отслеживается еще на уровне «блудных помыслов».

Эротические сущности

Астральные проблемы обычной мастурбации состоят в привлечении тонких сущностей, питающихся сексуальной энергией возбуждения и оргазма, которая во время рукоблудия просто рассеивается в пространстве. Сами эти сущности представляют собой устойчивые сгустки соответствующих вибраций, и поддержание собственного существования для них заключается в расширении подобного вибрационного поля. Вот почему они провоцируют на рукоблудие людей, которые начали им заниматься, превращая вынужденное занятие в роковое пристрастие. Соответственно, сущности бывают «мужскими» и «женскими» по качеству накопленной ими энергии и пытаются вступать в резонанс с «противоположным полом». В западном оккультизме их называют «инкубы» и «суккубы», в экстрасенсорике употребляется такое определение энергетического сгустка, как «лярва», и в индуистской мифологии тоже существуют многочисленные символические аналоги.

Основное отличие сублимационной сексуальной практики от обыкновенной мастурбации состоит в ином направлении потоков энергии и инаковом качественном преобразовании. Во-первых, никакого рассеивания не происходит, наоборот, энергия тщательно собирается и сосредоточивается. Во-вторых, не происходит непроизвольного вовлечения душевных и умственных энергий с их последующим опусканием и «огрублением», наоборот, «грубое» вожделение утончается и возводится вверх по каналам, обогащая душевные и умственные способности. В результате, практикующий нисколько не представляет интереса для таких сущностей, кроме перспектив склонить его к «срыву» в непосредственное наслаждение (спровоцировать «падение подвижника»). Более того, при последовательной устойчивости в практике появление в поле практикующего становится для них опасным, поскольку он способен их самих попросту целиком «поглотить» и «сублимировать».

Более серьезные случаи сексуальных контактов с бесплотными сущностями представляют собой притязания развоплощенных людей, зависших в астральном поле после смерти или стремящихся к новому рождению. Довольно комичные примеры первой категории даются в отчетах Монро об опытах внетелесных путешествий. Так, он описывает «клубок червей» на низшем астральном уровне, который при ближайшем всматривании оказался густым сплетением множества посмертных теней, охваченных неудовлетворимым вожделением.

Другая ситуация носила «личный» характер: усопший явился в спальню к возлюбленной и застал ее с мужчиной, но, пытаясь в качестве невидимого призрака встрять в секс между ними, постоянно находил себя «проваливающимся» в иное измерение. В целом, подобная «мерзость запустения» возможна и при обычной мастурбации, но совершенно исключена в варианте «замкнутой на себе» сублимационной тантрической практики.

Здесь же возникает совершенно особый ракурс рассмотрения развоплощенных сущностей, стремящихся к рождению. Христианам памятен библейский гнев господень на одного из отцов церкви за пролитие семени мимо лона, от которого позже возник термин «онанизм». Классический грех рукоблудия состоит в отказе от зачатия, который можно обозначить как *априорный аборт*. Обычная мастурбация заставляет страдать души, привлеченные сексуальным желанием и жаждущие рождения, но лишенные возможности осуществить «законное» стремление. С позиций практики подобные сущности допустимо, наоборот, понимать как «астральных насильников», пытающихся самовольно вторгнуться в чужое тело и «зачаться». В индийской традиции для привлечения души в лоно матери проводят длительные богослужения, чтобы «пригласить» достойную душу снизойти к воплощению. Лишь недостойные души пользуются шансом «неудачной контрацепции».

Согрешение помыслом

Воздержание от блудных помыслов составляло важное требование аскетической практики для суровых отцов-пустынников раннего православного монашества. Не случайно, схема впадения в любой грех, отрефлектированная ими в результате длительного наблюдения за собственным подвижничеством, терминологически отсылает именно к прелюбодеянию. А как известно, в «Новом Завете» к прелюбодействованию приравнивается первый взгляд на женщину с вожделением. При тщательном отслеживании внутренних состояний в целом выделяется пять стадий «падения»: *прилог, сочетание, сосложение, пленение, страсть*. Данные стадии возведения намерения в страсть в тантрической традиции применимы осознанным образом. Знание перехода мысли в деяние позволяет управлять процессами возбуждения и оргазма посредством внимания при сублимации. Здесь небезынтересны сомнительные свидетельства об оргазме на молитве даже в опыте Святой Терезы.

Прилог. «Прилог есть голый помысл, или образ какой-либо вещи, только что родившийся в сердце и представившийся уму», – так определяет преподобный Филофей Синайский самое начало склонения к греху в своих писаниях о «трезвении», включенных в сборник «Добротолюбие». Прилог не только оставляет по себе, но и предвосхищает прежде себя некий след подобного воздействия. Всякий грех первороден, ибо самый грех есть форма рождения души в сочетании тела с умом. Если ветхозаветные прародители согрешили в познании и блуде, то любое расчетливо-холодное или же безумно-страстное познание, – вместо того, чтобы *просто жить* в Боге и вовремя узнавать проявляемое им самим, – выражается в блудных помыслах, означающих поиски любви «на стороне» от Господа. Не намереваясь никоим образом искушать Господа, прилог следовало просто игнорировать, не отчаиваясь во «спасении» при воспоминании о предшествовавших грехах.

Сочетание. «Сочетание есть *собеседование* с представившимся предметом или образом, страстное или бесстрастное. Это действие или состояние безгрешно не совсем. Внимание сковано предметом, так что только и есть, что душа да предмет приразившийся и ее занявший», – так продолжается святоотеческий «психоанализ». Термин «сочетание» в древнегреческом производится от прилагательного, характеризующего каждую сторону как «соединенную браком или попарно» с другой. Относительность греховности состоит в законности соединения с прилогом, предполагающую мысленный брак или блуд, которые непросто различить. Отрешенность вырабатывается много позднее, как долговременный навык в том, что супротивная сила и ум равномощны между собою, поэтому без единения с Господом душа не способна искоренить зло. Отсутствие всякой аффектации при встрече с прилогом способно обезопасить от воображения, облегчив отказ от греха.

Сосложение. Третья стадия искушения канонически грешна или безгрешна, смотря по состоянию подвизающегося, то есть в зависимости от меры подвига и противоборства. Сосложение бывает, когда «предмет, приразившийся и внимание занявший, возбудил желание, и душа согласилась на то – сложилась», причем само склонение души к зримому оком ума предмету происходит с услаждением. Поскольку сложение души с предметом предваряется сочетанием ума и сердца, *подвигом* будет саморазличение, допускающее присутствие предмета. Предмет остается субстратом самосочетания души, ведь сама она выделяется в процессе представления предмета от сердца к уму. Однако самостоятельное со-сложение души состоит скорее в отвлекающемся от ее собственного движения разложении чувства предмета и его мышления. Разумное действие, заставляющее отделять себя от себя, не локализовано в способностях ума и души, и есть рефлексия.

Пленение. Переход от сосложения к пленению делает процесс «впадения в страсть» практически необратимым. «Пленение есть насильственное и невольное отведение сердца в плен, удержание в нем и слияние будто в одну жизнь с предметом пленившим, от коего слияния исчезает наше доброе состояние и теряется покой... Предмет взял в плен душу, возжелавшую его и как рабу связанную ведет к делу», вынуждая просто согрешить снова. Впрочем, святой отец делает оговорку, воспользовавшись которой можно повернуть все дело по-тантрически, а именно: «Пленение иначе бывает *во время молитвы,* и иначе не во время молитвы». Молитва к Богу создает любовь как такое благое расположение души, по которому она ничего из существующего не предпочитает познанию Бога, а воспринимает как его частные проявления. Высшая любовь рождается от бесстрастия, бесстрастие от упования на Бога, поэтому пленение вкупе с молитвой (*мантрой*) безгрешно.

Страсть. «Наконец, наступает страсть в силу частого повторения удовлетворения одного и того же желания и привычки к делам, коими оно удовлетворяется, *вкачествовавшаяся* в душе и ставшая чертою характера... Страсть вообще внедряется в душе долговременным пристрастием к какому-либо предмету, и она несомненно подлежит или равносильному противовесному покаянию или же будущей муке». Искоренение страсти составляло для святых отцов трудную задачу, ибо она связывалась с гордыней перед Богом и тщеславием перед людьми, которые обе основываются на упорствовании в личной самости. Старцы сравнивали эту духовную немощь с луком, который по снятии покрова оказывается опять покрытым другим таким же, затрудняя поддерживание *бесстрастия в страсти*. Однако победивший страсть монах не вспоминает о ветхом человеке со стыдом, а раскаявшийся в своей абстрактной замкнутости грешник воссоединяет Сатану с Богом.

Обретение целостности

Только змеи сбрасывают кожу,
Чтоб душа старела и росла...
Мы, увы, со змеями не схожи -
Мы меняем души, не тела...

(Николай Гумилев)

Во всех традиционных духовных культурах сексуальные практики, направленные на сублимацию, носили предельно возвышенный смысл, а именно – спасение, освобождение или бессмертие (вплоть до телесной нетленности). Достижение каждой цели, разумеется, предполагает прохождение промежуточных этапов с осуществлением частичных задач. Одна из первичных задач для обычного социального человеческого существа состоит в обретении личностной целостности и основания в себе. Этот этап вполне обеспечивается тантрическими или даосскими техниками самоудовлетворения, позволяющие избавиться от бесконечных страданий по поводу своей отверженности кем бы то ни было. Равновесие в себе позволяет в дальнейшем удерживать равновесие и в отношениях, если вступление в них представляется желанным и разумным. Но сначала нужно позаботиться о *вичаре* – то есть «самовопрошании» не о том, «с кем быть», а о том, «кем быть».

Диалектическая логика взаимоотношения сил притяжения и отталкивания содержит следующий переход: «*Отталкиваемое отталкивается*, уходит обратно в себя, и обретает основание в своем собственном существовании». Автор приведенного умозаключения из области чистой философии отзывался о своей законной супруге так: «Я люблю ее за то, что она похожа на лучшую из женщин». Как известно, Гегель во многом развил теорию Канта, согласно которой именно интерпретация создает ту или иную действительность. Истолкование фактического одиночества делает его утратой и отвержением или же даром и

229

благословением. Обретение основания в себе, необходимого для всякой деятельности, тем более для серьезной духовной практики, крайне редко бывает одноактовым, но почти всегда происходит как некий процесс. Напомним, что в тантрической традиции полное равновесие духа и тела обозначено термином *самараса* – единовкусие.

Практически, интериоризация ритуала жертвоприношения, приводящая к жертвованию низших желаний в огонь высших устремлений, приводит к состоянию *самарасы*. Другое дело, что развитие самих практик заняло не одно столетие, а воспроизведение их в своем собственном подвижничестве может занять не одно воплощение. Вот почему отчаяние почитается за самый смертный грех – это та самая прискорбная смена души ранее смены тела, которая лишает душу постоянства в развитии. На самом банальном уровне нужно просто перестать «хвататься» за кого-то не «испробовав» самого себя в одиночестве. Ведь большинство человеческих существ, особенно женщин, даже не задерживается в бытии самом-по-себе, а едва лишившись одних отношений с головой бросается в любые другие. Но без рефлективного установления самостности в промежутке между связями можно не сомневаться, что следующая связь будет воспроизводить предыдущую.

Если данные практики используются не ради устойчивости в *санньясе* и духовном росте, а просто для обретения целостности, позволяющей не терять себя в отношениях, то исходно следует делать акцент на развитие формы, а не содержания. Важно не просто уверенно проводить одну и ту же стратегию поведения последовательно во всех отношениях, пока, наконец, не найдется «адекватный партнер». Необходимо развивать саму «стратегию», то есть совершенствовать форму отношений, и именно для этого нужно вполне сознательно преобразовывать собственную структуру. Периоды одиночества представляются здесь незаменимыми, поэтому их желательно использовать по назначению, если они вдруг сами собой образуются – независимо от продолжительности. Одиночество длиною в год может быть столь же плодотворно, сколь и пожизненная *санньяса*. Дело не в том, *что* делать (пребывать в одиночестве), а *как* делать (обретать целостность).

Терзания одиночества

Антон Павлович Чехов создал замечательное произведение на тему женских страданий: сюжет рассказа связан с банальнейшим переживанием по поводу измены мужа. Во время проведения приема гостей жена получает достоверное известие о том, что муж завел на курорте любовницу. Не имея возможности распустить вечеринку, она находит мужество продолжать улыбаться и отвечать на вопросы, ничем не выдавая внутреннего состояния, которое граничит с неподдельной истерикой. Горделиво вышагивая по гостиной плавной походкой, она непрерывно силится осознать реальность мысли, фонящей вторым планом в ее уме: «А он сейчас с ней...». Вечер затягивается, силы несчастной страдалицы на исходе, и, одновременно не уставая восхищаться собственной стойкостью, она ждет-не-дождется того момента, когда наконец-то остается одна и упадет в кресла, заливаясь слезами. Автор же тяжело вздыхает на последней фразе: «Черт знает на что идет силища!».

Подобные ситуации склонны создавать себе и сами авторы, причем на всю жизнь. Судьба «властителя дум» Тургенева, обремененного пожизненной славой, имела потрясающую личную изнанку. Неиссякаемая любовь к прославленной актрисе Полине Виардо, бывшей замужем, превратила его в вечного «друга семьи». Играя столь трагическую роль, он так и не стал жениться, но в его дневниках после смерти обнаружились иные откровения. Без всякой связи с объектом своего бесконечного поклонения он писал вообще: «Я отдал бы весь свой гений и всю свою славу только за то, чтобы где-нибудь на свете была женщина, которую волновало бы, опоздаю я к обеду или нет». Просто женщина. Скорее всего, сам он принимал подобные излияния за минуты слабости – таков был его сознательный выбор, который существенно повлиял на становление его творчества в смысле неиссякаемого источника энергии. Считать ли «автора судьбы» жертвой сублимации?

Из стремнины одиночества подчас сложно, а порой и невозможно выйти, ибо сублимация действительно обладает вполне «наркотическим» эффектом, если она остается на уровне творческой самореализации, не переходя на уровень духовной практики. В отличие от русского писателя, Кафка так и не смог жениться по взаимной любви, превратив в сущий ад для обоих несовместимо-совместную жизнь. В одном из последних «отказных» писем он в отчаянии заключил: «На всем свете не было женщины, за которую сражались бы столько, сколько я сражался за тебя с самим собой». А в дневниках были и более ясные признания: «Коитус – как кара за счастье быть вместе...» Творчество всегда остается лишь незавершенным жертвоприношением, ибо не вовлекает всего человека на всех уровнях, поэтому он оказывается раздираем противоречиями. На духовном уровне противоречия снимаются – святой способен жить безупречно и отдельно, и совместно.

Религиозность составляет очередную ступень сублимации между творчеством и духовной реализацией, если подразумевать веру в чистом виде, без определенной последовательной практики, заведомо не достигающую святости. Библейское жертвоприношение Авраамом своего сына по воле Господа завершилось тем, что с занесенным ножом он увидел краем глаза уготованного для заклания агнца – жертва сыном была отменена в силу готовности ее принести. На «абсурде веры» построил отношения с любимой женщиной основатель экзистенциальной философии Кьеркьегор. Сюжет с неожиданным отказом от невесты в день бракосочетания стал жестом жертвоприношения, после которого он всю оставшуюся жизнь веровал, что Господь не примет этой жертвы, и он «получит» свою невесту в жены. Кьеркьегор умер в одиночестве, а узнав его историю до конца некто заметил с нарочитой мрачностью: «Вот поэтому я атеист!». Впрочем, довольно лирики...

Блаженство уединения

Творческая сублимация происходит бессознательным образом и почти всегда обусловлена наличием объекта неразделенной любви. Как сетовал один из классиков «серебряного века» русской поэзии, «от счастливой любви много стихов не напишешь». Большинство писателей всегда были одиноки в негативном смысле, страдая и перебарывая самих себя. Религиозные подвижники же изначально исключают вообще всякие личные отношения, всецело погружаясь в поклонение Богу, который один составляет средоточие всех чувств и помыслов. Разумеется, здесь тоже не обходится без борьбы «с демоном блуда», но она носит не личный характер, а поддерживается господней милостью и эгрегором традиции. В целом, духовная сублимация имеет положительный смысл, ибо уединение наполнено не терзаниями, а блаженством и любовью. Возвратным образом эта любовь распространяется через подвижника на всех людей – он способен даже «спать с прокаженным».

Наряду с подобной «ровностью» в обращении с ближними у-единение неизменно остается предпочтительнее, ибо чувство единения с всеобщим не нарушается сужением до частного, а блаженство ничем не ограничивается. Как известно, логическим определением всякого страдания выступает именно внешне налагаемое ограничение. Индийцы любят притчу о том, как некая англичанка разыскала в безлюдном высокогорье уединенного санньясина и принялась уговаривать его поехать вместе с ней в Англию. Поначалу она увещевала так: «Свами-джи, я покажу тебе Лондон...». Подвижник взглянул на нее удивленно и ответил: «Мадам, я сам – Лондон!». Однако она не унималась: «Неужели тебе здесь не одиноко?». Не будучи обремененным никаким этикетом вежливости, отшельник сурово ответствовал: «Пока ты здесь, мне и впрямь одиноко...». Наверное, это наилучшее отличие одиночества от уединения, выражающееся через частность или всеобщность самосознания.

Переживание взаимной любви к Богу оказывается несказанно сильнее всякого «слишком человеческого» чувства, безвозвратно отметая мирские помыслы о «женитьбе» даже у совсем юных монастырских послушников. Так, именно несказанная любовь к Господу привела Старца Силуана на Афон сразу после воинской службы, и потрясение от осияния божественной любовью было столь велико, что всю оставшуюся жизнь он молил Господа нипочем не отнимать от него великой любви. В последние годы должность монастырского эконома позволяла ему проводить почти все время в полном затворничестве, которое он посвящал непрерывному бдению и молитве. Найденные после его смерти записки в келье полны и моления за то, чтобы Господь даровал всем людям познать благодать, и упоения превеликой радостью от близости к нему:

«Я сижу в келии своей, как в чертоге – в мире и любви, и пишу. Но когда приходит бо́льшая благодать, я не могу писать...»

Брак или безбрачие – выбор личный. То и другое может стать как благословением, так и проклятием. В буддизме поступают достаточно мудро, позволяя принимать монашество по обету на определенный срок, например, на год. Подобной тактики придерживаются в Бихарской школе йоги, введя достаточно нетрадиционную для веданты карма-санньясу – так называемое «монашество в миру». Точно так же дело обстоит и с сублимационными практиками. По выражению даосского мастера, не следует принимать практику за некий «ключик», которым открывается заветная дверца. Неизбежно существует некий процесс взаимодействия с практикой как определенной структурой или сознательной сущностью. Точнейшим критерием для оценки верности избранной тактики выступает переживание уединения в положительном, а не отрицательном смысле – как неиссякаемого источника для расширения собственного самосознания в любовном блаженствовании.

***

Никто ничего не отнял -
мне сладостно, что мы врозь.
Целую вас через сотни
разъединяющих верст...

Нежней и бесповоротней
никто не смотрел вам вслед.
Целую вас через сотни
разъединяющих ЛЕТ...

(Марина Цветаева – Наполеону Банопарту)

Заключение. Андрогины

Миф о Гермафродите лежит у истоков западной культуры. Это древний греческий миф, представляющий язычество, позднее «подавленное» высокодуховным христианством. Все на свете можно опошлить, и в данном отношении Гермафродиту крайне не повезло, а ведь изначально это воплощение божественной любви. В греческой мифологии Гермафродит сын Гермеса и Афродиты, внук самого Зевса, который воспитывался наядами на высокой горе. Златокудрый юноша необычайной красоты после отправился в странствие и, купаясь в источнике, возбудил страстную любовь Салмакиды, нимфы этого ключа. Но ее мольба о взаимности не нашла отклика, а лишь испугала не ведавшего любви юношу, и безутешная нимфа попросила богов о вечном единении с любимым. Боги слили ее с Гермафродитом в *единое двуполое существо*, и он стал одновременно мужчиной и женщиной. В последние века до новой эры культ Гермафродита был популярен среди народа.

Этот миф перекликается с другим греческим языческим мифом о двуполых существах, которых называли *андрогинами*. По древнему орфическому мифу, воспроизведенному в диалоге Платона «Пир», предки людей, имевшие по два лица, четыре руки, четыре ноги, были трех родов: мужчины, женщины и андрогины, обладавшие признаками обоих полов. Зевс наказал перволюдей за гордость, разрубив каждого вдоль, повернув лица и половые органы в сторону разреза. Люди ищут утраченную половину, а когда они встречаются, возникает эрос (любовь). Но дети рождается только от разнополых половин – потомков андрогинов. Черты двуполости присутствуют в иконографии и других богов, например, бородатая Афродита и Афродита с мужскими половыми органами. Все подобные идеи на Западе были вытеснены в христианский период, но они лежат в основе «коллективного бессознательного», тяготеющего к сходным восточным представлениям.

Боги как высшие существа часто наделялись двуполостью в отличие от «ущербных» людей, страдающих от недостаточности собственной природы и нуждающихся в другом человеке для воссоздания собственной целостности. Отсюда происходит также обрядовая практика «перемены пола» (травестизм), ставящая целью повысить магическую потенцию человека. К этой идее возводятся и обычаи религиозной кастрации и самокастрации, с ней связана австралийская субинцизия – обрядовое уподобление мужчины андрогину. В итоге, всякая духовная практика, развивавшаяся путем интериоризации из ритуальной практики, отражает «обратный процесс» восстановления утраченной двуполости богов или перволюдей. Ритуальная мастурбация в тантризме выступает неким промежуточным этапом возведения сексуальной практики в степень божественной самодостаточности. Это не самоцель, а определенный шаг на пути самопознания и самореализации.

В данном контексте необходимо в заключение еще раз подчеркнуть отличие мастурбации от ритуальной практики самоудовлетворения. Обычная мастурбация «социально опасна», ибо она замыкает человека в себе, лишает его связи с другими людьми, ограничивая своей индивидуальностью. Ритуальная практика позволяет самоудовлетворение именно потому, что здесь единичное возводится во всеобщее. Человек оказывается не «меньше» общества, оставаясь неким аутсайдером, а несравненно «глобальнее» общества, переходя к общению с богами и воплощая собою совершенное существо. Даосы утверждают, что в любом теле есть инь (женская энергия) и ян (мужская энергия). Тантристы допускают «секс с богами», и в его процессе преображается тело практикующего. Христиане считают душу бесполой, а еврейский богослов Маймонид полагал, что в библейском сотворении Евы из ребра Адама отразился тот самый миф о первоначальной двуполости первых людей.

Приложение. Сексология

Как отмечалось, западная сексология уже признала мастурбацию вполне законной формой сексуальной активности, которая не относится к разряду сексопатологии. Таким образом, восточные практики сублимации на основе самоудовлетворения находят подготовленную почву на Западе. Кроме того, стараниями З. Фрейда практически каждый образованный человек сознает, что любая творческая и духовная деятельность энергетизируется путем сублимации сексуальной энергии. Тем самым, признание естественной сублимации тоже уже произошло даже в массовом сознании западного обывателя. В терминах повышения сексуальной культуры можно отметить, что восточный подход составляет недостающее звено между этими двумя достижениями научной сексологии. А именно, сделать процесс сублимации осознанно управляемым и технически оснащенным, чтобы его можно было преднамеренно производить если не всегда, то на избранный период времени.

С этой целью имеет смысл привести здесь стилистически адаптированный пересказ двух глав из труда У. Мастерса «Основы сексологии», поскольку он является одним из самых авторитетных и суммирует заключения многих специалистов. Первая глава посвящена краткой истории изуверской борьбы с мастурбацией в средневековье и особенно в XIX в., когда она превратилась из моральной в медицинскую проблему. Этот жутковатый экскурс ясно показывает, что безумные меры борьбы против мастурбации, вызванные простым страхом от непонимания происходящего процесса и производимых им результатов, на самом деле, намного опаснее и вреднее, нежели мастурбация сама по себе. Готовность кастрировать пациента, лишь бы он не мастурбировал, представляется неоправданно жестокой мерой целительства. Ведь при наличии органов есть шансы на выздоровление, тогда как при их отсутствии оздоравливать уже в буквальном смысле нечего.

Вторая глава этого труда посвящена изложению современных взглядов на мастурбацию. К ее достоинствам относятся обстоятельные разъяснения по поводу большинства обычно приводимых аргументов против мастурбации. Поскольку здесь высказывается позиция большинства сексологов, приведение этой главы избавляет нас от необходимости искать собственные аргументы и дает авторитетную медицинскую поддержку. Ценность данного авторитетного свидетельства состоит исключительно в принципиальной допустимости самоудовлетворения. Однако мы снова должны подчеркнуть, восточные одиночные практики ничуть не ограничиваются стадией сексуального удовлетворения, а возводят все процессы на уровень духовной самодостаточности. А значит, достижения современной сексологии с позиций древней духовной культуры необходимы, но не достаточны. Можно не сомневаться, что эта новая западная наука многое возьмет из опыта Востока.

Конечно, на социальном уровне перспективы введения данного проекта могут оказаться утопическими, тем не менее, стоит перечислить все тенденции решения проблем после овладения культурой сублимации на соответствующем уровне. Во-первых, сократится число пациентов венерических лечебниц и женщин, делающих аборты. Во-вторых, явно снизится опасность совершения насилия из-за бесконтрольных страстей, что сократит криминальную статистику. В-третьих, улучшится эмоциональный климат по причине снижения «беспричинных» истерии у женщин и гнева у мужчин, что приведет скорее к снижению феномена «отчужденности», нежели наоборот. В-четвертых, повысится общий интеллектуальный уровень населения и творческий потенциал народа. В-пятых, духовно ищущие получат возможность избежать «борьбы со страстями» и связанного с ней риска психических расстройств, а также избежать злоупотреблений сексом в сектах.

Наконец, следует еще раз подчеркнуть, как это делается в приводимом ниже научном труде, что культура сублимации вовсе не предполагает снижение рождаемости, а скорее способствует повышению сексуальной культуры в целом. Однако «планирование семьи», безусловно, обещает стать гораздо более сознательным, в чем перенаселенная планета сейчас отчаянно нуждается. Но оставим пока прогнозы и обратимся к заключениям сексологии на том этапе, на котором она пребывает в реальности.

История «мракобесия»

Происхождение слова мастурбация не вполне ясно, хотя оно существовало еще у древних римлян. Прежде считали, что оно происходит от латинских слов manus (рука) и stupro (осквернять), однако теперь полагают, что у этого слова греческий корень – mezea (гениталии) и оно означает «возбудить гениталии» (Bullough, 1977). Древние греки и римляне относительно редко упоминали мастурбацию, хотя Гиппократ (греческий врач, считающийся отцом медицины) отмечал, что чрезмерная потеря семенной жидкости вызывает истощение (Haller, 1977). Несмотря на то, что в Библии нет ясно выраженного запрета этой формы сексуальной активности, и традиционный иудаизм, и христианская религия считают мастурбацию греховной. Служители церкви называли мастурбацию противоестественным действием, ибо оно не направлено на продолжение рода, а позднее ее стали описывать как «самообман», «самооскверенние», «растление плоти».

Такое отношение к мастурбации во многом связано с работами швейцарского врача С. Тиссо (1728-1797), который стал рассматривать ее как медицинскую проблему и превратил из простого греха в заболевание, требующее лечения. Тиссо полагал, что любая половая активность опасна, поскольку вызывает прилив крови к голове, снижая кровоснабжение других органов, вследствие чего нервы и другие жизненно важные ткани постепенно дегенерируют. В соответствии с уровнем медицинских знаний своего времени он был убежден, что возникающее поражение нервной системы ведет к безумию. Тиссо считал мастурбацию особенно опасной формой сексуальной активности ввиду простоты и возможности начинать заниматься ею в детские годы, когда организм особенно уязвим. Кроме того, испытываемое мастурбатором чувство вины создает дополнительную нагрузку на нервную систему и увеличивает опасность нервных расстройств.

«Доказательства» теории Тиссо нетрудно было найти в психиатрических больницах, где больных либо заставали за занятием мастурбацией, либо они сами признавались в том, что занимаются этим. К тому времени, когда представления Тиссо пересекли Атлантику и распространились в Америке, средний врач был вполне готов верить, что мастурбация ведет к психическим заболеваниям, эпилепсии, угрям, потере веса, снижению умственных способностей, слабости, летаргии и, наконец, к преждевременной смерти. Родители в отчаянии искали способы спасти своих детей от этой напасти. Врачи с удовольствием стремились помочь; ведь в конечном счете долг врача в том и состоял. Была затрачена масса денег и энергии на способы лечения – от хитроумных замков, поясов и других приспособлений, преграждающих доступ к гениталиям, до хирургического лечения, после которого у пациента не оставалось ничего, к чему хотелось бы прикасаться.

В девятнадцатом веке американские медики с жаром боролись с мастурбацией. Битва шла в основном по двум фронтам – диета и физические ограничения. Мастурбаторам (независимо от их пола) запрещали подливы, спиртные напитки, устрицы, соль, перец, рыбу, желе, шоколад, имбирное пиво и кофе, так как считалось, что они раздражают нервную систему и усиливают сексуальное желание. Другие врачи возлагали вину на тесную одежду, на трение о простыни, на прикосновение к гениталиям во время мочеиспускания и при купании детей нянями или родителями. Если после удаления из диеты раздражителей, а из шкафов тесной одежды мастурбация продолжалась, то принимались крутые меры. Врачи предписывали такие способы лечения, как смирительные рубашки на ночь либо обертывание ребенка в холодные влажные простыни, чтобы «остудить» желание, или привязывание рук к кроватке.

Патентное бюро США выдало несколько патентов изобретателям приспособлений, напоминавших средневековые пояса целомудрия, которые не давали детям возможности прикасаться к своим гениталиям. Родители могли запереть эти хитроумные «клетки для гениталий» на замок и спрятать ключ. В начале XX в. в продаже имелись металлические рукавички, удерживавшие маленьких детей от игры со своими гениталиями, а также колокольчики, звеневшие в спальне родителей, когда в кроватке ребенка начиналось движение (Lo Piccolo, Heiman, 1978). Тем, кто искал более кардинальное решение проблемы (все приспособления приходилось снимать на время), врачи предлагали другие методы: пиявки на область гениталий, чтобы отсосать кровь и устранить гиперемию, вызывавшую сексуальное желание; прижигание ткани гениталий электрическим током или раскаленным железом, чтобы убить нервы и снизить чувствительность.

Крайние меры – кастрация и удаление клитора – были очень популярны в 1850-1860-е гг. Медицинские журналы США в середине 1800-х гг. сообщали, что кастрация успешно излечивала психозы. С начала 1900-х гг. американское медицинское общество постепенно стало понимать, что мастурбация не может быть причиной угрей или психоза. Несколько смелых врачей даже рекомендовали женщинам мастурбировать, чтобы снять истерию, а мужчинам заниматься мастурбацией, вместо того чтобы ходить к проституткам с риском заражения венерическими болезнями. Однако в 1930 г., один из авторитетных медиков продолжал предостерегать от опасности «онанизма», таящейся в таких действиях, как лазание по канату или езда на велосипеде. Он настаивал, что это ведет к слабоумию и преждевременной старости, утрате духа, потере памяти, зависимости, раздражительности, апатии, головным болям, невралгиям, ухудшению зрения и т.п. (Scott, 1930).

Современные взгляды

К тому времени, когда появились отчеты Кинзи (1948, 1953), взгляды на мастурбацию со стороны как общества, так и профессионалов значительно отошли от существовавших в начале нашего века. Однако отголоски прежних представлений сохранились до сих пор: даже сегодня некоторые люди полусерьезно считают, что мастурбация может привести к росту волос на руках или деформации гениталий; другие убеждены, что мастурбация ведет к стерильности, половой дисфункции, утомляемости и потере памяти. Судя по результатам исследований за последние 20 лет к мастурбации стали относиться гораздо спокойнее, чем прежде. По данным Ханта (М.

Hunt, 1975), опубликованным в журнале «Плейбой», из шести опрошенных мужчин и женщин в возрасте от 18 до 34 лет только один относился к мастурбации как к чему-то порочному. Среди мужчин и женщин 45 лет и старше примерно одна треть относилась к мастурбации отрицательно.

При опросе 230 студентов и 205 студенток оказалось, что большинству из тех, кто не занимался мастурбацией, просто не хотелось делать это. Среди последних 32% мужчин и 14% женщин считали мастурбацию напрасной тратой времени, аморальной или пошлой. Только небольшая доля тех, кто не занимался мастурбацией, называли причиной своего «воздержания» чувство вины, запрет или религиозные убеждения. По данным другого опроса, 40% немастурбировавших студентов воздерживались от мастурбации, потому что считали ее аморальной (Atwood, Gagnon, 1987). Многих подростков все еще волнуют возможные воздействия мастурбации на их здоровье. Это юмористически описал Филип Рот в своем романе: «К концу первого курса колледжа и первого года мастурбации я вдруг обнаружил на нижней стороне члена небольшое бледное пятнышко... Рак... Но если мне все равно суждено скоро стать трупом, то я буду вести себя по-старому!»

В наши дни к мастурбации относятся гораздо спокойнее, чем когда-либо в прошлом, однако она продолжает вызывать некоторые сомнения, которые мы готовы рассмотреть. *Во-первых, мастурбация греховна.* Такой взгляд, разумеется, определяется моральными и религиозными убеждениями, а **мораль является сугубо личным делом**. В нескольких исследованиях было установлено, что глубоко верующие люди мастурбируют реже, чем неверующие или имеющие менее прочные религиозные убеждения (De Martino, 1979). *Во-вторых, мастурбация противоестественна.* Логику подобного утверждения понять трудно. Если под естественностью понимать то, что происходит в природе, то оно неверно, поскольку **мастурбация наблюдается у многих животных**, и, как показывают многочисленные данные, в младенчестве и раннем детстве. Она может помочь в случае, когда сексуальные потребности человека превышают потребности его партнера.

В-третьих, мастурбация может быть одним из компонентов процесса созревания, но если мастурбацией занимаются взрослые люди, это свидетельствует о психологической незрелости. Так, по теории Фрейда, мастурбация взрослых людей служит симптомом психосексуальной незрелости, кроме тех случаев, когда она заменяет гетеросексуальный половой акт ввиду отсутствия партнера (Marcus, Francis, 1975). Сегодня большинство специалистов считают, что **мастурбация у взрослых – законная форма сексуальной активности** (Hite, 1977; De Martino, 1979; Peters, 1988; Calderone, Johnson, 1989). Это расхождение обусловлено разными представлениями о психологической зрелости; но нет никаких данных, которые бы подтверждали, что мастурбирующие взрослые люди менее зрелые. Мастурбацию можно объяснять незрелостью лишь когда, несмотря на доступность других возможностей, человек прибегает исключительно к ней (Ellis, 1965).

В-четвертых, мастурбация может войти в привычку, помешав развитию нормального сексуального поведения. Накапливается все больше данных о том, что **отсутствие опыта мастурбации может создавать психосексуальные проблемы**, такие как нарушение эрекции или аноргазмия (Barbach, 1975; Hite, 1977; De Martino, 1979; Money, 1980) и во многих программах по оказанию сексологической помощи центральное место занимает разъяснение, что такое мастурбация (Lo Piccolo, Lobitz, 1972; Barbach, 1975, 1980; Kaplan, 1974, 1989; Heiman, Lo Piccolo, 1988). Мастурбация также имеет ряд дополнительных преимуществ: она дает реальный выход сексуальным потребностям людям, не имеющим партнеров, в том числе пожилым; **в эру СПИДа это одна из главных форм безопасного секса** (Kaplan, 1987; Money, 1988). Наконец, мастурбация часто может быть приятным способом снять накопившееся напряжение и полностью расслабиться.

Список литературы

Первоисточники

Санскритские
'Akulavira Tantra'
'Kulananda Tantra'
'Mantra Maharnova'
'Rudra Yamala Tantra'
'Vijnyana Bhairava Tantra'
'Manthana Bhairava Tantra'

Тамильские
Siddha Boganath. Ashtanga Yoga
Siddha Tirumular. Tirumandiram

Тибетские
'Kalachakra Tantra'

Интерпретации

Зарубежные
Banerjea A. K. Philosophy of Gorakhnath. Gorakhpur, 2001.

Dichkovski M. Doctrine of Vibration. Analisys of Theories and Practices of Kashmir Shaivism. Delhi, 2007.

Ganapati T. N., Arumugam K. R. Yoga of Siddha Tirumular. Bangalore, 2006.

Govindan M. Babaji and Tradition of 18 Siddhas. Bangalore, 2000.

Osho. The Secret of Secrets: Discourses. V. 1-2. Puna.

Swami Shivananda. Lives of Saints. Rishikesh, 2005.

Swami Satyananda Saraswati, Swami Satyasangananda. Karma-Sannyasa. The Noble Path for the Householder. (Bihar School of Yoga).

White D. G. The Alchemical Body: Siddha Tradition in Medieval India. Delhi, 2004.

Русскоязычные

Иоанн Кассиан, Св. Обозрение духовной брани // Добротолюбие. Т. 2. Свято-Троицкая Сергиева Лавра, 1993.

Мастерс У., Джонсон В. Основы сексологии. Библиотека ИМС НЕВРОНЕТ+.htm

Натхини Шанти. Женские даосские практики. Период подготовки. СПб., 2006.

Ошо. Тантра: Высшее понимание.

Свами Сатьянанда Сарасвати. Кундалини-тантра. Киев, 1997.

Свами Сатьянанда Сарасвати. Тантрические практики внутреннего очищения. Таттва-шуддха. Харьков, 2002.

Упанишады йоги и тантры: Сборник / Перевод с санскрита *Б. В. Мартынова.* М., 1999.

Фёрштайн Г. Энциклопедия йоги. М., 2002.

Филофей Синайский, Прп. Сорок глав о трезвении // Добротолюбие. Т. 3. Свято-Троицкая Сергиева Лавра, 1993.

Фрейд З. Я и «Оно». Тбилиси, 1991.

Фуко М. Воля к истине: по ту сторону знания, власти и сексуальности. М., 1996.

Цзе Кун. Искусство брачных покоев. Ч. 1-2. М., 2004-2005.

Чиа Мантэк. Совершенствование мужской сексуальной энергии. Киев, 1994;

Чиа Мэниван. Совершенствование женской сексуальной энергии. Киев, 1995.

Даосские книги и видео

ЧОМ. Даосская йога для женщин. Орел: ИНБИ, 2002.

ЧОМ. Рожденные луной. М.: ИНБИ, 2000.

ЧОМ. Даосская йога сновидения. М.: ИНБИ, 2000.

ЧОМ. Искусство желтого и белого. Орел: ИНБИ, 2002.

ЧОМ. Алхимия *багуа-чжан.* Земля. Орел: ИНБИ, 2003.

ЧОМ. Алхимия *тайцзи-цюань.* Земля. Орел: ИНБИ, 2002.

ЧОМ. Рожденные солнцем. М.: ИНБИ, 1996.

Цзе Кун. Искусство укрепления *инь.* Орел: ИНБИ, 2004.

Цзе Кун. Искусство постижения малой космической орбиты. Орел: ИНБИ, 2003.

Цзе Кун. Искусство брачных покоев. Ч. 1. М.: ИНБИ, 2004.

Цзе Кун. Восемь последовательностей Люй Дунбиня. Алхимия пьяных бессмертных. Орел: ИНБИ, 2003.

Бен Челеро. 100 вопросов и ответов для женщин. INBI Digest. Issue 1. August 2003.

Гэ Хун. Баопу-цзы / Пер. Е. А. Торчинова. СПб., 1999.

Дао де цзин // *Дао*: гармония мира. М.; Харьков, 2000.

Чжуанцзы // *Дао*: гармония мира. М.; Харьков, 2000.

Лецзы // *Дао*: гармония мира. М.; Харьков, 2000.

Фэн Ю-Лань. Краткая история китайской философии. СПб., 1998.

Гапта Р. Йога индийского классического танца: Зеркало йогини. СПб.: ID press, 2004.

Видеоматериалы центра ИНБИ

Дао-инь. Внутренняя алхимия. Даосская йога.

Накопление и Распределение Жизненной Силы. Специальные латиноамериканские техники для женщин.

Обретение тишины. Специальные латиноамериканские техники для женщин. Практика во время менструации.

Сведения об авторе

Николаева Мария Владимировна *(Шанти Натхини, Долма Джангкху, Атма Ананда, Маде Шри Нади)*

* специалист по западной и восточной философии и личностной психологии (три диплома);

* действительный член Союза переводчиков России (Санкт-Петербургское отделение);

* кандидат в члены Интернационального союза писателей с международным паспортом писателя;

* действительный член научной Ассоциации исследователей эзотеризма и мистицизма;

* автор 35 научных и популярных книг по восточным культурам (общий тираж 115 000 на русском в 10-ти издательствах);

* 15 переизданий на 6 иностранных языках (английском, китайском, индонезийском, литовском, эстонском, украинском);

* свыше 120 статей в периодических и академических изданиях, включая материалы научных конференций в вузах;

* переводчик и литературный редактор классических трактатов и книг современных восточных мастеров;

* постоянный корреспондент российских и зарубежных журналов ("Йога", "Ёga", 'Ubud Community', 'Sanur Community');

* регулярно дает интервью для масс-медиа ("Русский журнал", "Эхо Москвы",CNN (США), "Голос России", "Теории и практики", 'BaltNews' (Эстония), "Русские Афины" (Греция), "Beinenson.News', 'OMNI Scriptum' (Германия), 'FRONT News' (Болгария), ИА 'REGNUM' и др.).

Параллельно с профессиональной философской деятельностью писателя и учителя, четверть века посвятила синтезу духовных практик в следующих традициях:

* первый этап в западной культуре (1988-1996): биология, древнегреческая и классическая немецкая философия, духовное

делание в христианстве, путь воина, оккультизм, экстрасенсорика и биоэнергетика;

   * 5 лет в Индии (в период 1996-2007): проживала в ашрамах, совершала паломничества к святым местам в Гималаях; проходила тренинги в духовных центрах, обучаясь у 30-ти учителей, сертифицирована как инструктор по йоге, приглашена в Индийскую академию йоги, получила посвящения в крийя-йоге, натха-сампрадайе, буддизме ваджраяны, степень мастера рейки; приняла карма-санньясу;

   * 2 года (2007-2009) в 10 странах Юго-Восточной Азии (от Индии до Китая): проводила культурные исследования, сидела медитативные ритриты (випассана и дзен), изучала даосизм, тайцзы, шаманизм и др.;

   * 5 лет на острове Бали в Индонезии (2009-2013): давала индивидуальные консультации по духовным практикам, сотрудничала с местными священниками и целителями, служила проводником по местам силы;

   * с 2014 вернулась в Петербург: издает полное собрание своих трудов, продолжает преподавание практик и чтение лекций, почетный член РОО "Петербургская школа йоги", развивает проект "Восток на Западе" (в общей сложности один год провела в 10-ти странах Европы).

Обратная связь: http://maria-yoga.narod.ru

Содержание

Женские даосские практики
Период подготовки

Иньские даосские практики
Методическое пособие

Культура сублимации
Опыты самодостаточности